Leben Lernen
Klett-Cotta

Zu diesem Buch

Achtsam zu sein ist eine natürliche menschliche Funktionsmöglichkeit. Therapeutische Achtsamkeitsarbeit will Verhaltensmöglichkeiten entfalten, die sich aufgrund der sensomotorischen, lernbegierigen und lustbetonten Struktur menschlicher Erlebensweisen entwickeln können. Achtsamkeit wirkt sich in der therapeutischen Arbeit auf diese ebenso aus wie auf das persönliche Verhalten von Therapeuten und Patienten.

Patienten und alle, die bewusst an sich arbeiten wollen, werden aus diesem Buch konkrete Anregungen für ein leichteres, angenehmeres und lebendigeres Verhalten ziehen können. Psychotherapeuten werden ermutigt, durch die bewusste Entdeckung ihres Körpers ein tieferes Verständnis für ihre Aufgaben zu entwickeln. Sie werden nach den ersten Verhaltensversuchen und der Lektüre dieses Buches anders behandeln als vorher.

Dr. Dr. med. Norbert Klinkenberg, Arzt für Psychosomatische Medizin und Psychotherapie (Verhaltenstherapie), Arzt für Innere Medizin/Rehabilitationswesen, Leiter der Psychosomatischen Klinik (ParkKlinik) in Bad Bergzabern, Feldenkrais-Practitioner, beschäftigt sich praktisch und theoretisch mit Fragen der Arbeit von Heinrich Jacoby und Elsa Gindler sowie mit den Grundlagen und Möglichkeiten der Körperverhaltenstherapie.

Alle Bücher aus der Reihe ›Leben Lernen‹ finden Sie unter:
www.klett-cotta.de/lebenlernen

Norbert Klinkenberg

Achtsamkeit in der Körperverhaltenstherapie

Ein Arbeitsbuch mit 20 Probiersituationen aus der Jacoby/Gindler-Arbeit

Klett-Cotta

Leben lernen 197

Klett-Cotta
www.klett-cotta.de

Printed in Germany
Umschlag: Hemm & Mader, Stuttgart
Titelbild: © Thomas Rederer, 2006
Satz: Kösel, Krugzell
Auf holz- und säurefreiem Werkdruckpapier gedruckt
und gebunden von Gutman + Co., Talheim
ISBN 978-3-608-89040-2

Bibliografische Information der Deutschen Nationalbibliothek
Die Deutsche Nationalbibliothek verzeichnet diese Publikation in der Deutschen Nationalbibliografie; detaillierte bibliografische Daten sind im Internet über http://dnb.d-nb.de abrufbar.

Inhalt

»Im Mittelpunkt unserer Arbeit
steht nicht der menschliche Körper, sondern der Mensch.
Der Mensch als Ganzes in all seinen Beziehungsmöglichkeiten zu sich,
zu seinem Körper,
zu seinem Leben
und zu seiner Umwelt.«

»Eine reizvolle Aufgabe wäre es,
dem Psychotherapeuten aufgrund unserer praktischen Erfahrungen zu zeigen,
was er durch die bewusste Entdeckung seines Körpers
für das Verständnis seiner eigentlichen Aufgaben
zu gewinnen vermöchte!«

Elsa Gindler (1931)

◆

»Auch die tiefste oder *nur* die tiefste Konzentration ist nichts an sich Geübtes, –
nicht etwas, das erst gelernt werden muss, und keineswegs ein *besonderes* Ziel.
Sie ist immer nur selbstverständliches *Resultat*
einer gelassenen vollen Hingabe an Funktionen in uns.«

Heinrich Jacoby (1925)

◆

»Mit diesem neuen Bewusstsein zu leben,
wird sich meine Lebenswelt verändern.«

Patientin A. N. (2004)

Vorwort

Achtsamkeitsbasierte Behandlungsansätze haben zunehmend einen festen Platz in der (Verhaltens-)Therapie verschiedener psychischer und psychosomatischer Erkrankungen gefunden. Sie finden Anwendung zur Stressreduktion, zur affektiven Stabilisierung depressiver Patienten, im Rahmen der Dialektischen Therapie von Borderlinestörungen sowie bei der Behandlung von Abhängigkeitserkrankungen. Die genannten Behandlungsansätze orientieren sich, was die Übung von Achtsamkeit angeht, vor allem an der buddhistischen Meditationspraxis.

Achtsamkeit ist eine grundsätzliche menschliche Verhaltensmöglichkeit und damit Thema körperverhaltenstherapeutischer Ansätze. Körperverhaltenstherapie ist der Oberbegriff für den methodischen Ansatz, körperliches Verhalten und die zugrunde liegenden Gesetzmäßigkeiten von Lernprozessen und körperlichem Lernen therapeutisch zu nutzen. Dabei wird im Kern versucht, die biologischen Fähigkeiten des Menschen zu bewusster Wahrnehmung und zu einem physikalisch leichten und physiologisch angemessenen Verhalten wiederzuentdecken und zu entwickeln. Somit bestehen Beziehungen zu anderen verhaltenstherapeutischen Ansätzen, die angenehmeres und hedonistisches Verhalten fördern und automatisiertes, unreflektiertes Verhalten zugunsten einer bewussten Verhaltenssteuerung zu verändern suchen (Selbstmanagement, Selbstwirksamkeit, Deautomatisierung, Achtsamkeitskonzepte usw.).

Wenn in diesem Buch versucht wird, Wege zu beschreiben, wie Körperverhalten therapeutisch einbezogen werden kann, so erfolgt dies in einer möglichst einfachen Sprache. Das hat seinen guten Grund; schließlich geht es dabei zugleich um die schwierigste aller menschlichen Fragen, um die ganzheitliche Erfassung der Zusammenhänge des menschlichen Selbst. Wieweit Menschen dazu in der Lage sind, ihr Verhalten zu erkennen und in seinem Wesen zu verstehen, ist nicht nur eine philosophische und erkenntnistheoretische Frage, sondern auch eine psychologische. Menschen verfügen über die einzigartige Fähigkeit, ihr Verhalten auf bewusste Weise erleben und reflektieren zu können. Der wache und reife Mensch lebt auf bewusste Weise in Kontakt mit sich und den Bedingungen der Umwelt, den Herausforderungen des Lebens.

Wesentliche Impulse für die Übung von Achtsamkeit in der Körperverhaltenstherapie resultieren aus der Arbeit von Heinrich Jacoby (1889–1964) und Elsa Gindler (1885–1961), die – wissenschaftsgeschichtlich betrachtet – als Erste einen Perspektivwechsel von gymnastischer zu verhaltensbezogener Körperarbeit entwickelt und begründet haben und auf viele Psychotherapierichtungen und Körpermethoden, wie z. B. auf Moshé Feldenkrais (1904–1984) und seine Methode zur Verbesserung des Ichbildes, wesentlichen Einfluss ausübten.

Im Idealfall geht Erfahrung dem Wissen voraus. Helmuth Stolze (1917–2004), der, angeregt durch die Arbeit Elsa Gindlers, die tiefenpsychologisch orientierte Konzentrative Bewegungstherapie entwickelte, stellte mit Blick auf Versuche, diese Arbeitsweise zu beschreiben, kurz vor seinem Tod fest: »Alle erlauben sie nur eine Annäherung, die die Überzeugungskraft einer Selbsterfahrung nicht ersetzen können.« (Stolze 2006) Das vorliegende Buch stellt nach einem ersten Blick auf Achtsamkeit als Funktionsmöglichkeit des Verhaltens 20 anfängliche Situationen aus der Jacoby/Gindler-Arbeit vor, die zusammen mit exemplarischen Anregungen zu alltäglichen Verhaltensreflexionen eine erste Grundlage darstellen, achtsamer zu werden. In dem folgenden theoretischen Teil werden Hintergründe, Grundlagen und Erfahrungen aus der körperverhaltenstherapeutischen Arbeit und der therapeutischen Anleitung zu achtsamem Verhalten dargelegt.

Unsere dualistisch geprägte, Körper und Geist trennende Sprache verursacht mancherlei Missverständnisse, aus denen auch in diesem Buch manchmal sprachliche Unschärfen resultieren, wenn vom Selbst, vom Organismus, vom Körper, von Bewegung oder Körperlichkeit die Rede ist. Nicht immer kann man in einer sachlichen und nicht nur auf Selbsterfahrung ausgerichteten Abhandlung der Empfehlung Elsa Gindlers folgen, die zu den komplizierten Unterscheidungen von Geist und Seele, Bewusstsein, Gefühl, Unterbewusstsein oder Individualität lapidar feststellte: »Für mich fasst das kleine Wort ›ich‹ dies alles zusammen, und ich rate meinen Schülern immer, ihr eigenes Wort, mit dem sie sich anreden, an die Stelle meines Wortes zu setzen, damit sie nicht erst einen Knoten in die Psyche bekommen und stundenlang darüber philosophieren, wie es und was nun gemeint ist, denn in derselben Zeit kann man immer etwas Nützliches tun.« (Gindler 1926)

Im Sinne Elsa Gindlers und Heinrich Jacobys möchte dieses Buch einladen, achtsam(er) zu werden. Sie verstanden unter ihrer Arbeit das Projekt der Erforschung eigener Verhaltensweisen und der dadurch möglichen Erschließung neuer Verhaltensmöglichkeiten, ein »Laboratorium«, keine Methode. Achtsames, unvoreingenommenes Zurkenntnisnehmen eigener Funktionsweisen wird keine wesentlich anderen Zusammenhänge aufdecken, als es uns moderne bildgebende Verfahren von den Funktionsweisen des menschlichen Nervensystems illustrieren können. Für das Thema dieses Buches ist das heutige Wissen der Lernpsychologie, Neurophysiologie und Neurobiologie, auf das verwiesen wird, noch bruchstückhaft. Eine Neuropsychotherapie lässt sich erst in groben Zügen postulieren (z. B. Grawe 2004, Kandel 2006, Rüegg 2006). Es wird für die Zukunft interessant sein zu beobachten, ob sich wissenschaftliche Fragestellungen stärker an den Befunden empirischer Verhaltensarbeit orientieren werden.

Es geht in diesem Buch auch um die Auseinandersetzung mit physikalischen Realitäten unseres Seins, es ist aber kein Physikbuch. Nicht immer war es möglich, bei der Beschreibung psychologischer Empfindungen und des Erlebens physikalischer Größen Begrifflichkeiten ausschließlich im definierten Sinn der Physik zu benutzen. Den Leser an allen infrage kommenden Stellen der exakten naturwissenschaftlichen Definitionen zu versichern, hätte zudem oft den Duktus der jeweiligen Argumentation gestört. Beispielsweise kann von »unnötiger Arbeit« die Rede sein, wenn nur Anstrengung gemeint ist. Arbeit wird definitionsgemäß geleistet, wenn durch einen Druck oder Zug etwas, das Gewicht hat, auf einer Strecke (einem Weg) bewegt wird. Eine Anstrengung, die dies nicht bewirkt, ist nach physikalischer Definition keine Arbeit.

Die Fotografien in diesem Buch zeigen achtsames und weniger achtsames Körperverhalten. Vor allem die fotografierten Kinder lassen erkennen, wie es ist, ganz anwesend zu sein, wenn sie etwas ausprobieren, sich bewegen oder ruhen. Bilder von unverstörten Kindern können uns Erwachsene daran erinnern, dass wir alle einmal Kinder waren, die sich ihre Welt durch probierendes, empfindsames und wahrnehmendes Verhalten erschlossen haben. Die Fähigkeit dazu schlummert als Ressource unverlierbar in uns und kann wiederbelebt werden. Die Bilder können auch dazu beitragen, das eigene Sehen zu überprüfen. Wie verhalte ich mich beim Betrachten der Bilder? Was löst die Abbildung in mir aus? Wie schauen wir uns gewöhnlich eine Fotografie an? Welche Tendenzen des Beurteilens nach richtig und falsch, des Kategorisierens und Einordnens stören mich unter Umständen und verhindern wahrzunehmen, was die Bilder in mir auslösen? Geht mir ein Bild noch nach, taucht es später noch einmal auf und kann es mir als Orientierung dienen?

Dieses Buch ist in der praktischen Arbeit mit psychosomatischen Patienten entstanden. Ihnen ist es gewidmet. Besonderer Dank gebührt den Patienten, die ihre persönlichen Aufzeichnungen über ihre Erfahrungen mit Achtsamkeit in anonymisierter Form zur Verfügung stellten. Viele äußerten dabei den Wunsch, andere Patienten mögen sich durch diese Berichte ermutigt fühlen. Neben den zahlreichen psychotherapeutisch tätigen Kolleginnen und Kollegen, Bekannten und Freunden, die auf verschiedenste Weise geholfen haben, danke ich namentlich Marianne Haag, Hasliberg/Schweiz, für die geduldige Vermittlung der Arbeit und Fragestellungen Elsa Gindlers und Heinrich Jacobys.

Schließlich ist darauf hinzuweisen, dass – um den Sprachfluss nicht zu hindern – mit den männlichen Wortformen »Patienten« oder »Therapeuten« im Allgemeinen immer Patientinnen und Patienten bzw. Therapeutinnen und Therapeuten gemeint sind, wie auch zu den Patienten und Therapeuten der Klinik, in der die geschilderten Therapieerfahrungen gemacht wurden, zu etwa gleichen Teilen Frauen und Männer gehören. Eckige Klammern in Zitaten verweisen stets auf Einfügungen des Verfassers.

Wenn einiges in diesem Buch allzu selbstverständlich zu klingen scheint, ist Vorsicht geboten. Sicher, selbstverständlich leben wir im Gravitationsfeld der Erde, wir wissen, dass es Schwerkraft gibt, dass unsere Erlebensweisen physiologischen Gesetzen unterliegen. Aber wissen wir es wirklich? Will sagen: wissen wir es aufgrund erlebter Erfahrungen? Ist hier nicht Nacharbeiten nötig, damit wir erst wieder Anschluss an Erfahrungen finden, bevor wir darüber reden können? Schließlich lassen wir die Sonne permanent »untergehen«, obwohl der Horizont der Erde beim sogenannten »Sonnenuntergang« aufgeht. Die Sprache unserer Wissensstände ist manchmal recht ungenau. Das verrät, wie oberflächlich und kompromissbereit wir uns zu verhalten bereit sind.

Gerade wer dieses Buch als Therapeut liest und Achtsamkeit auf ihren therapeutischen Nutzen hin untersucht, ist eingeladen, achtsamer zuerst für sich selbst zu werden, bevor er anderen Menschen helfen kann, Achtsamkeit als Verhaltensoption für sich wiederzuentdecken. Wie bei allen Therapien und erst recht bei den körperbezogenen Verfahren führt hier der Königsweg des Kompetenzerwerbs über die Selbsterfahrung. Auch in diesem Sinne wurde dieses Buch aus der Praxis für die Praxis geschrieben.

A

Neurobiologie und Funktionsweisen achtsamen Verhaltens

1. Achtsamkeit als Verhaltenszustand

Häufig verwechseln Patienten Achtsamkeit mit etwas, wofür man etwas Bestimmtes tun müsse. Achtsamkeit hat für sie etwas mit Konzentration oder »sich zusammenreißen« zu tun oder erinnert sie – schlimmer noch – an das Aufpassenmüssen ihrer Schulzeit. Sie strengen sich bewusst oder unbewusst auf geradezu reflektorische Weise geistig und physisch an, schieben den Kopf vor und legen die Stirn in Falten, um achtsam zu sein. Auch der von Psychotherapeuten benutzte Begriff einer »Aufmerksamkeitsumlenkung« suggeriert ein bestimmtes Tun. Derlei Missverständnisse führen leicht in die gleiche vergebliche Situation, die Edmund Jacobson (1885–1976), der Schöpfer der Progressiven Muskelrelaxation, erlebte, wenn er seine Patienten aufforderte zu entspannen: sie spannten nämlich voll guten Willens an. Bekanntlich forderte Jacobson seine Patienten deshalb (!) auf, bewusst anzuspannen, »to show him what not to do«. Ebenso können wir selbst sehr sicher sein, dass es sich nicht um Achtsamkeit handelt, die eintritt, wenn wir uns um sie »bemühen«.

Was ist nun Achtsamkeit? Wen würden wir als achtsam bezeichnen? Vielleicht, wenn wir jemanden beobachten, der ganz bei der Sache ist, die ihn gerade beschäftigt: ein Musiker, der lauscht, wenn er spielt; ein Tänzer, der sich mit Leib und Seele anmutig bewegt; ein in sein Spiel vertieftes Kind... Es erscheint uns dabei eine besondere Qualität des Körperlichen: Die Person wirkt ganz, ungeteilt, hingegeben, in der Sache aufgehend, ganz dabei, eher still, in sich geschlossen und dennoch wach, nicht schläfrig, nicht aufgeregt, eher spielerisch, zufällig und reagibel und vor allem nicht krampfhaft wollend. Auf interessante Weise stellen

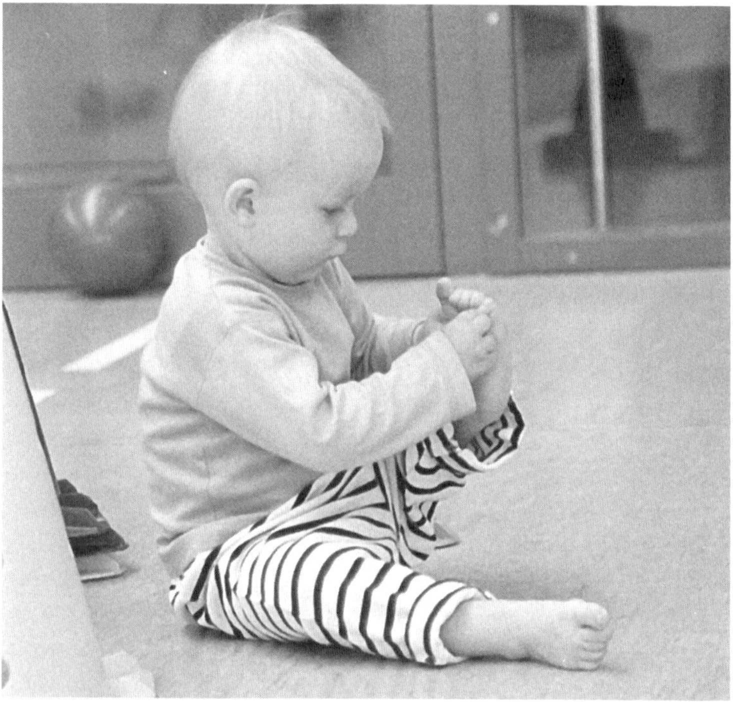

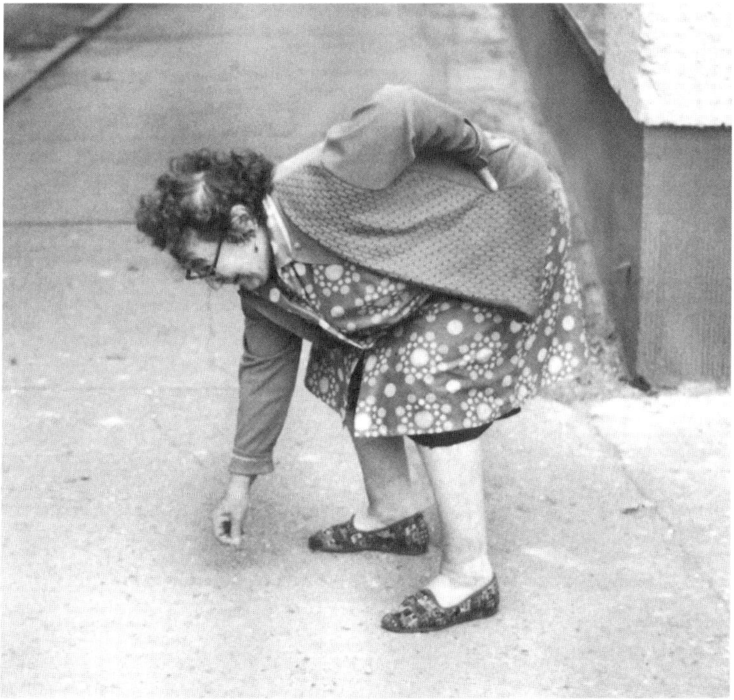

sich beim achtsamen Menschen Ruhe, Stille und Wachheit zugleich ein. Wie können wir bewusst achtsam werden?

In einem Vortrag schilderte Elsa Gindler 1931, wie sie »sonderbarerweise… als junger Mensch den ersten Eindruck von wirklicher Stille und Unverzerrtheit beim Menschen durch einen Toten« gewonnen habe. »Einer unserer Kameraden war gestorben, und zwar war es jemand, den wir nicht sehr liebten, weil er uns durch seine Verzerrtheit und sein Ungeschick Unannehmlichkeiten bereitete und sich darum bei keinem besonderer Sympathie erfreute. Auf einmal war er tot, und zum ersten Mal erschien sein Gesicht so, wie es wirklich war oder wie es gewesen wäre, wenn er einmal im Leben ›bei sich selbst‹ gewesen wäre. Wir waren alle erschüttert; denn dieser Mensch, der jetzt sichtbar wurde, hatte spontan unser aller Sympathie. Später habe ich es noch bei vielen Toten erlebt, und Ihnen ist es sicher auch nicht unbekannt! Dies Erlebnis machte mich nachdenklich und wirkte sich vor allem dahin aus, dass ich mich immer wieder fragte: Ist so ein Zustand erst durch den Tod möglich, oder könnte man solche Geschlossenheit auch im Leben haben? Müsste man nicht überhaupt so sein, um das Leben nicht zu verschlafen?« (Ludwig 2002, 115). Und weiter: »Haben wir erst einmal gespürt, dass es uns trotz aller bestehender Schwierigkeiten möglich ist, so weit zu uns zu kommen, dass wir still werden, so merken wir auch bald, dass wir uns in solchem Zustand mit Menschen und Dingen in einer größeren Wachheit auseinandersetzen können, als es uns sonst in der uns gewohnten Unruhe möglich ist.« (Ludwig 2002, 117)

Wenn achtsam sein kein bestimmtes Tun, kein bestimmtes Verhalten ist, sondern eine Verhaltensweise, eine mit einem bestimmten Zustand verbundene Funktionsmöglichkeit, dann heißt das zugleich, dass jede Handlung in Achtsamkeit erfolgen kann. Jede Tätigkeit können wir achtsam tun oder nicht, ob wir nun unseren Tag in einem Büro verbringen oder draußen, ob wir lesen, schreiben, reden oder einfach nur auf etwas warten. Die Tätigkeit an sich ist nur »der Stoff«, wie Heinrich Jacoby und Elsa Gindler es nannten, die Aufgabe, durch die wir achtsamer, gesammelter werden, mehr bei uns selbst ankommen, uns genauer orientieren und mehr wir selbst werden können. Ein Beispiel: Wer sich mit der Situation, einen Gegenstand zu zeichnen, »mit dem Stoff Zeichnen« auseinandersetzt, kann dabei möglicherweise entdecken, was diese Aufgabe verlangt. Bedeutet Sehen, dass wir die Stirn in

Falten legen, die Augen zusammenkneifen, den Kopf vorschieben oder Ähnliches? Stolpern wir bei einem bewussten Probieren über Unzweckmäßiges, kann dies der Beginn sein, sich einfacher, zweckmäßiger zu verhalten. Durch Auseinandersetzung mit einem bestimmten »Stoff« erschließt sich die Funktionsweise.

Wenn wir in diesem Buch und vor allem in den Probiersituationen immer wieder und überwiegend den eigenen Körper und seine Bewegung als Stoff für die Erforschung von Achtsamkeit in den Blick nehmen, so geschieht dies vordergründig zunächst aus praktischen Gründen: Alle Menschen haben ihren Körper zur Verfügung, und es genügen relativ wenige Hinweise, ihn wieder erleben zu können. Zugleich gilt aber auch, dass wir uns keinem Stoff, keiner Aufgabe nähern können, aber auch gar nichts tun, erfahren oder äußern können ohne eben diesen unseren Körper. Insofern kommt Bewegung und Körperlichkeit ein besonders sinnfälliger Stellenwert unter allen Stoffen zu.

2. Achtsamkeit als Brücke zwischen Empfindung und Wahrnehmung

Es gehört zu den Gewohnheiten unseres Alltagsverhaltens, weitgehend un-achtsam zu sein. Wir verzichten dabei vor allem auf die Wahrnehmung unserer eigenen Befindlichkeiten. Wir sitzen, gehen, laufen, stehen, liegen, greifen und bewegen Lasten, schleppen uns ab, sitzen uns krumm und gewöhnen uns an, die heftiger werdenden Alarmsignale unseres Körper zu ignorieren. Wir gewöhnen uns schlichtweg daran, nicht mehr wahrzunehmen, was unser Organismus empfindet. Wir halten durch, nicht auf ihn zu reagieren, obwohl er eigentlich deutlich genug darum bittet. Später wundern wir uns vielleicht über die Heftigkeit, mit der unser Körper psychosomatische Symptome der Überforderung zeigt. Mit dem Verzicht, körperlich zu erleben, verzichten wir zugleich auf den ganzen Genuss und Reichtum angenehmer Qualitäten, die wir uns durch Körperwahrnehmung erschließen können.

Das, was unser Organismus empfindet, ist nicht identisch mit dem, was wir bewusst wahrnehmen. Die Menge der sensuellen Empfindungen unseres Körpers ist außerordentlich groß. Die geschätzte Menge der unserem Gehirn über die Sinnesorgane zugeführten Informationen beträgt nicht weniger als knapp 100 Megabyte pro Sekunde. Gleichzeitig verlassen unser Nervensystem Impulse, um unseren Organismus zu steuern. Die geschätzte Informationsmenge dieses Output beträgt etwa 50 Megabyte pro Sekunde (Spitzer 2002). Von alldem nehmen wir nur einen geradezu winzigen Bruchteil bewusst wahr. Das heißt, es findet zwischen dem, was wir empfinden, und dem, was wir wahrnehmen, eine sehr starke Selektion statt. Wir wählen aus, was uns interessiert. Und dies geschieht vor allem unter emotionalen, aber auch kognitiven Interessen. Wir wählen das aus, was für uns aufgrund unserer bisherigen Geschichte »wichtig« zu sein scheint. Insofern bleibt unsere wahrgenommene Welt immer subjektiv. Zugleich sind unsere Körper aber real, physisch, leben in einer physikalischen Welt und folgen physiologischen Gesetzen. Nichts, was unser Organismus empfindet, bleibt ohne Wirkung auf uns; nichts macht nichts mit uns. Was wir benötigen, ist eine genauere, sensitivere Wahrnehmung davon, was mit ihm, mit uns geschieht. Sonst geraten uns reale Wahrnehmung wie sinnenhaftes Erleben und der Genuss, den wir als sensomotorische Wesen daraus ziehen können, allmählich, aber sicher aus dem Blickfeld. Schließlich können wir es uns gar nicht mehr vorstellen, genussvoll in unserem Körper leben zu können. Vielleicht sogar so sehr, dass die Möglichkeit körperlichen Wohlbefindens als der von der Natur vorgesehene Normalzustand für manchen Leser laszіv klingen mag. Vielen Patienten erscheint die Vorstellung, eine in der Therapie vielleicht zunächst nur punktuell erlebte Leichtigkeit, Freude und Selbstverständlichkeit körperlicher Erfahrung könnten anhalten und in Zukunft immer wieder neu erlebt werden, wie ein schönes Märchen aus dem verlorenen Paradies. In einer solch verfahrenen Situation kann uns keine Theorie, sondern nur der Versuch, achtsam zu werden, helfen. Nur durch Achtsamkeit erschließen sich unsere Empfindungen der Wahrnehmung, nur mit Achtsamkeit können wir wiederkehrende Störungen in unserem Verhalten identifizieren, und nur achtsam werden wir Zeuge, wie wir mit unserem ganzen Wesen funktionieren können. Nur dem Achtsamen zeigt sich das innere Erleben, das allein uns in unserem Verhalten immer zuverlässiger zu orientieren vermag.

Wie anders Achtsamkeit als Schlüssel geeignet ist, solche Prozesse der Selbstumerziehung zu begleiten, wird deutlich, wenn wir die Vergeblichkeit oberflächlicher und kompromisshafter Versuche sehen, die in Körpertherapien, Fitnesstraining, Gymnastik und Rückenschulen die inneren Gesetzmäßigkeiten menschlichen Lernens und Verhaltens nicht umfassend genug berücksichtigen. So ist es in unserer Kultur weit verbreitet, das Äußerliche zu verändern in der trügerischen Hoffnung, das entsprechend schöne innere Erleben würde sich schon zur Maskerade einstellen. Wenn uns für »richtiges« Autofahren »entspannt fahren durch eine optimale Sitzposition« versprochen wird (Stadtkurier Freiburg, 6.7.2006), nehmen wir brav die entsprechende Haltung an und sind gerade mal so »entspannt«, wie vielleicht durch die neue »Sitzposition« Schlimmeres verhütet wird. Das ist es dann aber auch schon, wozu uns solche Bemühungen nutzen können. So greifen alle Methoden, die auf »richtigem« oder »falschem« Tun beruhen, auch wenn sie dabei den einen oder anderen durchaus berechtigten Aspekt des Bewegungsverhaltens berücksichtigen, leicht zu kurz. Der sensomotorischen Struktur des Menschen entspricht nicht ein Machen, ein bestimmtes Tun, eine einzunehmende Haltung. Vielmehr sind die menschlichen Möglichkeiten geradezu angewiesen auf Forderungen, Anregungen und Erleben, um ins Spiel kommen zu können. Wie sich dem von Natur aus achtsamen Kleinkind seine Möglichkeiten Schritt für Schritt erschließen, so kann Achtsamkeit auch dem verstörten Erwachsenen helfen, sich wieder mehr und mehr ganz, mit allen Sinnen, leichter und angenehmer zu erleben. Allerdings liegen beim Erwachsenen, wie Jacoby formulierte, »die Verhältnisse insofern etwas schwieriger …, als bei ihm zuvor noch der Erziehungsschutt abgebaut werden muss« (Jacoby 1984, 70).

3. Achtsamkeit als Zugang zum Ganzen, zum Einzelnen und zum Angenehmen

Das Wesen von Körperlichkeit und Bewegung ist nicht, schön zu tun und das egal wie, um damit nur etwas »darzustellen«, sondern »das Wesen von Bewegung ist die Bewegung des Wesens« (Kaulbach 1965). Dazu ist Achtsamkeit der Schlüssel. Der menschliche Organismus tendiert auf sinnvolle Weise dazu, Erfahrungen zu »verarbeiten« und zu integrieren. Obwohl er über hoch differenzierte Fähigkeiten verfügt, ist er doch ein Ganzes, eine Einheit, ein Individuum. Es ist eine eher akademische Unterscheidung, die wesentlichen menschlichen Erlebens- und Äußerungsfähigkeiten in Fähigkeiten des emotionalen Erlebens, des kognitiven Denkens und einer empfindenden und sich bewegenden Körperlichkeit zu unterscheiden. Moderne bildgebende Untersuchungsverfahren neurologischer Aktivitäten bestätigen, was sich ebenso über Achtsamkeit erschließt, nämlich dass es keine Motion ohne Emotion, keine Kognition ohne Emotion gibt und dass selbst unsere kognitiven Möglichkeiten von körperlichen Zuständen bestimmt werden. Im Alltag wird dies immer wieder deutlich. Menschen empfinden – leider häufig eher in Bezug auf andere als auf sich selbst – hoch sensitiv und differenziert: Beispielsweise erkennen wir Menschen, die wir jahrelang nicht gesehen haben, an ihrem Gangbild wieder oder an ihrer Weise zu sprechen. Bewegungsqualitäten des Gangs, der Haltung und Mimik verraten uns etwas über den emotionalen Zustand des anderen. Wir haben ein feines Gespür für Echtheit und Authentizität unseres Gegenübers und fühlen genau, wenn Worte und Gefühle oder Gesten und das »Dahinter« nicht stimmen. Was Achtsamkeit hier erschließt, kann man als »Empfindung des Gesamtzustands« bezeichnen. Diese vermittelt sich umso deutlicher, desto ungestörter, kongruenter oder »geschlossener« der eigene Zustand des Empfindens ist. In diesem Sinne kann die psychosomatische Einheit des Menschen als biologische Grundbedingung wie als Objekt achtsamen Verhaltens bezeichnet werden.

Gleichzeitig gehört zu den biologischen Bedingungen von Achtsamkeit, dass bewusste Wahrnehmung immer selektiv ist. Die körperlichen Sinne empfangen ungleich mehr Eindrücke, als wir bewusst registrieren können. Die vor Reizüberflutung schützende »Filterfunktion« des menschlichen Nervensystems ist jedoch veränderbar (neurologische Plastizität) und wird vom gesamten Zustand bestimmt. Wahrnehmungspsychologisch betrachtet ist der Mensch so konstruiert, dass die Empfindungsintensität für schwache Reize verhältnismäßig größer als für starke Sinnesreize ist. So beschreibt es auch das »psychophysische Grundgesetz« der Wahrnehmungspsychologie (Weber-Fechner-Gesetz, psychophysische Beziehung von Stevens; Birbaumer & Schmidt 1996, Dudel et al. 1996). Diesen physiologischen Gegebenheiten sollten Art und Weise der Wahrnehmungsschulung ebenso wie die therapeutischer

Interventionen entsprechen: im Handlungsausschnitt, z.B. einer kleinen Bewegungssequenz, können Empfindungen deutlicher wahrgenommen werden als in einer komplexen Tätigkeit. Verlangsamung und Vereinfachung von reflektierten Handlungen helfen, mehr mitzuerleben und deutlicher wahrzunehmen, was wir empfinden.

Der physiologische Zweck der menschlichen Fähigkeit, achtsam zu sein, liegt vor allem darin, sich ökonomischer, adäquater und zweckmäßiger bei den sich stellenden Aufgaben zu verhalten. Dazu ist unser Körper durch Millionen Jahre menschlicher Entwicklungsgeschichte befähigt worden. Die Wirkung von Achtsamkeit, dass wir die sich stets neu stellenden Aufgaben klarer erkennen, genauer wahrnehmen und adäquater darauf reagieren, stellt sich unmittelbar ein, wenn wir sie nicht willentlich oder unbewusst behindern. Solche unmittelbaren Reaktionsweisen sind nur möglich, wenn wir sie nicht durch Zielsetzungen oder andere kognitive Fixierungen behindern und wenn uns nicht ängstliche, aggressive Impulse oder andere Emotionen dabei stören. Achtsamkeit, die sich davon frei machen kann, führt unmittelbar zu solcher Reagierbereitschaft und -fähigkeit. Deshalb ist es auch so wichtig, die Fragestellungen klärender Probierversuche derart offen zu lassen, dass wir für Überraschungen frei sind: Auch der tausendste Probierversuch sollte so unvoreingenommen angegangen werden, dass mich Neues und bisher noch nicht Entdecktes interessieren kann. Wenn wir beispielsweise in einer Probiersituation auf dem Rücken liegend die Wirkung eines Sandsäckchens auf den Rippen oder auch nur der seitlich an den Brustkorb gelegten Fingerknöchel wahrnehmen, sollte dies ohne jede Absicht eines bestimmten Ziels erfolgen – auch und gerade dann, wenn wir bereits einmal erlebt haben, auf welche Weise sich dies bei einem früheren Versuch ausgewirkt hat. Reagierbereites Verhalten ist in allen Situationen stets besser und angemessener als alle Konzepte, die ein nicht unmittelbar »entstandenes«, sondern nur ein geplantes Handeln ermöglichen.

Der beschriebene Vorgang gelebter Achtsamkeit hat erhebliche Auswirkungen auf unsere Physis und unser psychisches Erleben. Der Mensch ist ein ungeteilter, ganzer Organismus, der bewusst nicht zwei gegensätzliche Dinge auf einmal machen kann. Der Nutzen dieser Funktionsweise ist offensichtlich. Aber noch mehr: Bieten wir unserem Körper zwei Möglichkeiten an, zum Beispiel einen komplexeren Vorgang,

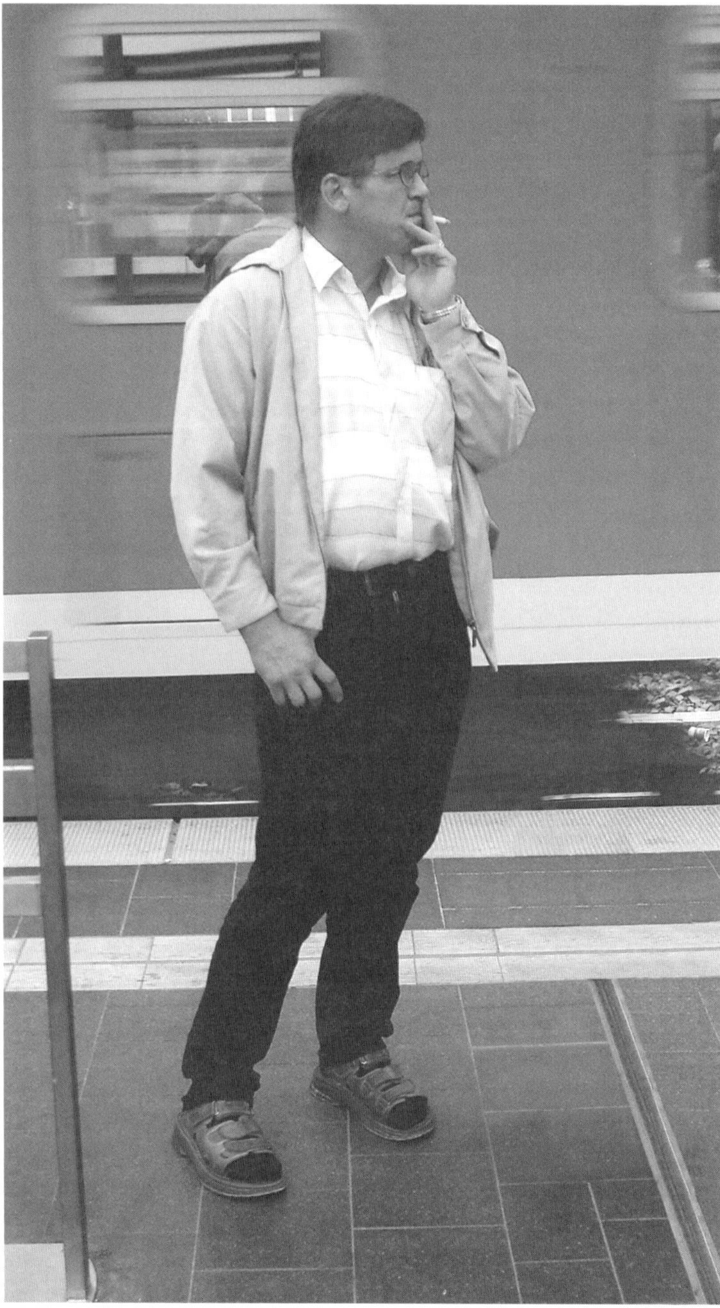

Spannkraft und Aufrichtung …

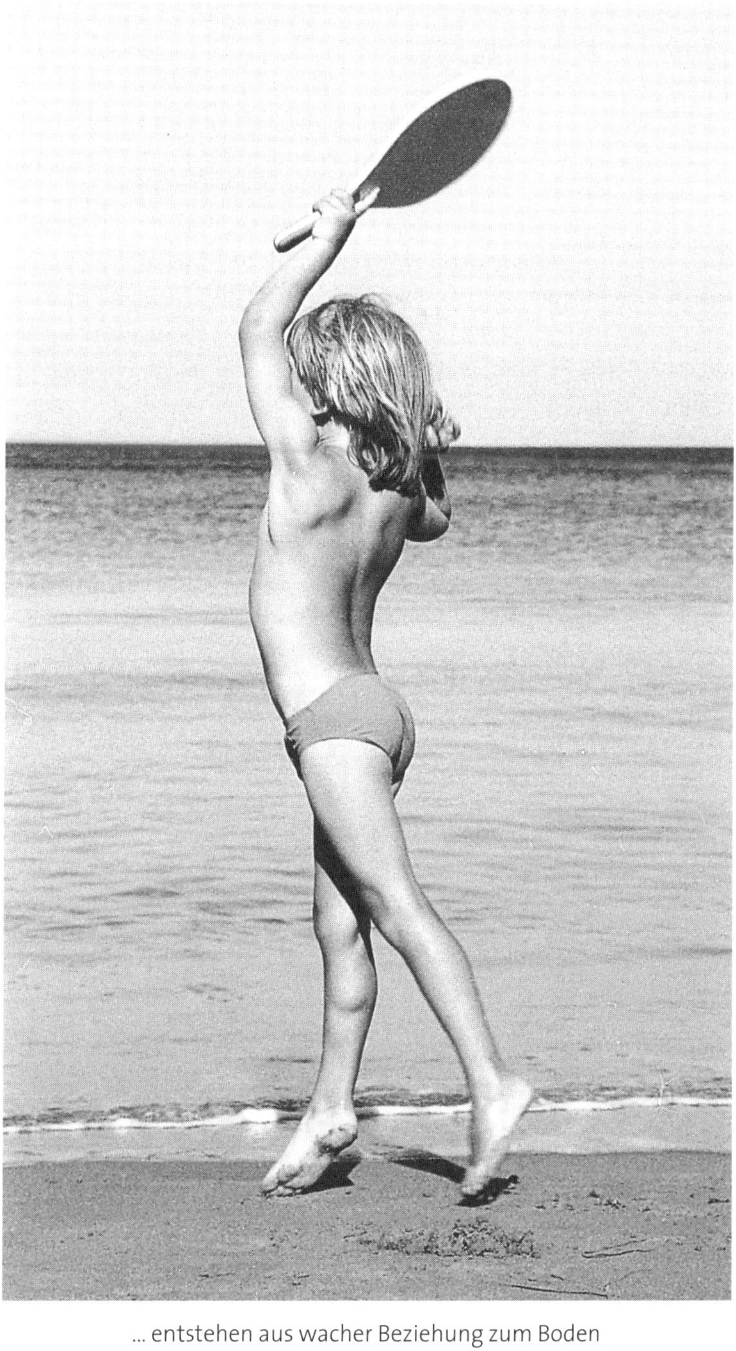

… entstehen aus wacher Beziehung zum Boden

wie von der Rückenlage zum Stehen und Gehen zu kommen, und lassen wir gleichzeitig die Finger einer Hand sich ganz leicht wie eine Blume harmonisch öffnen und aufeinanderzu bewegen, so ist es die vergleichbar kleinere, harmonischere Bewegung, die die komplexe Tätigkeit des Aufstehens harmonisiert und erleichtert (ausführliche Beschreibung: Klinkenberg 2005 a, 108 f.). Mit anderen Worten: Achtsamkeit wirkt sich nicht nur im Sinne einer Fokussierung aus, sondern auch bezüglich einer Auswahl eher angenehmer Verhaltensweisen und Empfindungen. Dieser Effekt kann – um es vorwegzunehmen – therapeutisch nützlich sein, wenn wir gewohntes unangenehmes Verhalten zugunsten einer angenehmeren »Umgehensweise« verändern wollen, wie es z. B. bei Zwangserkrankungen, Tinnitusbelastung oder schmerzhafter Selbstorganisation relevant ist.

Der Selektion und Bevorzugung angenehmer Verhaltensoptionen kommt auch ein anderer Effekt achtsamen Verhaltens zugute: die überproportionale Wahrnehmungsverstärkung positiver Veränderungen. Ein Bein wenig achtsam zwei-/dreimal im Liegen aufzustellen, wirkt sich in den meisten Fällen kaum besonders auf den Organismus aus. Wird das Bein hingegen langsam, probierend zwei-/dreimal achtsam aufgestellt, führt dies dazu, dass die Probanden das Bein als satter aufliegend, runder, wärmer oder größer empfinden. Dies lässt sich auch objektiv, von außen feststellen. Die objektive Veränderung stellt sich der achtsamen Wahrnehmung des Betreffenden jedoch deutlich größer, gewichtiger, überdimensionierter dar, wie wenn sich das Nervensystem für das Neue, Ungewohnte deutlicher interessiert. Diese physiologischen und psychologischen Effekte von Achtsamkeit bereiten durch Selektion angenehmer, hedonistischer Tendenzen den Boden für die Bereitschaft, Verhalten zu verändern, d. h. zu lernen.

4. Achtsamkeit als Basis des Lernens

Wie die menschliche Lern- und Bewegungsentwicklung zeigt, ist der sensomotorische Zustand des Menschen in besonderer Weise geeignet, Lernen und Entwicklung voranzutreiben. Die Entwicklung jedes Menschen ist durch eine lange Phase gekennzeichnet, in der wir zum Überleben auf die Nährung und Pflege durch unsere Eltern angewiesen sind und wesentliche Fähigkeiten erst noch erlernen müssen, ehe wir selbstständig geworden, dieser Obhut entwachsen sind. Anders als bei manchen Tierarten ist der Mensch zum Zeitpunkt seiner Geburt nicht mit genügend Fähigkeiten und Instinkten ausgestattet, um zu überleben. Bis auf wenige, zudem noch sehr flüchtige Reflexe, die ihm helfen, die mütterliche Brust zu finden oder bei einer Katastrophe günstiger zu fallen, ist sein Nervensystem eher einer fast leeren, kaum beschriebenen Tafel vergleichbar. Um sie zu füllen, muss er nachreifen. Der Mensch ist der längste »Nesthocker« und bleibt lebenslang ein Lernender.

Beobachtet man ein ungestörtes Kleinkind in seinem Tun, so ist es durchgängig damit beschäftigt, die Welt zu erkunden, sich zu erfahren, seine Bewegungen zu verbessern, seine Ausdrucksmöglichkeiten zu erproben und Schritt für Schritt alle Kompetenzen zu erwerben, die es braucht. Diese Entwicklungsphase wird die sensomotorische genannt, weil sensuelle Empfindung und die motorische Entwicklung hin zur Aufrichtung im Vordergrund stehen. Die sensomotorische Kompetenz des Menschen bleibt jedoch auch über diese Phase hinaus lebenslang erhalten. Sie ist der von der Natur vorgesehene Schlüssel zur Erschließung der Welt wie der eigenen Fähigkeiten. In der sensomotorischen Phase sieht man einen Säugling oder ein Kleinkind mit Achtsamkeit in sein Tun eingebunden, forschend, untersuchend und ausprobierend. Das Kind ist bei sich, in sein Tun vertieft, dabei interessiert und wach. Ein besonderer Rhythmus von Aktivität und Pausen macht sich bemerkbar. Es sind Pausen, die – anders als die Pausen Erwachsener – nicht eine »Auszeit«, ein Pausieren von sich, ein Herausfallen aus dem Vorhergehenden, ein »Verreisen« bedeuten, sondern eher ein Innehalten, ein Ausruhen, um dann wieder zur Kontinuität des Vorhergehenden zurückzukehren.

Während das Kind, äußerlich betrachtet, »nur« spielt, geschieht in seinem Inneren etwas schier Unglaubliches: Alle jene neuronalen Verbindungen, die zum besseren Verstehen und Bewältigen der Welt notwendig sind, werden infolge der sensomotorischen Erfahrungen geknüpft. Ein Beispiel: Das, was uns als Erwachsenem selbstverständlich ist, etwa die Tiefe des Raums, den wir vor uns sehen, als solchen zu empfinden, ist dem Kleinkind nicht vor seiner motorischen Entwicklung möglich, die es ihm schließlich erlaubt, die Erfahrung von Raum in seiner Tiefe zu erleben und zu ermessen. Erst auf dem Boden der funktionellen Möglichkeiten des Krabbelns und Laufens bilden sich die neuronalen Strukturen für das Begreifen räumlicher Tiefe. Der zugrunde liegende Zusammenhang ist konträr zu dem, wie er von den meisten Menschen erlebt wird, die regelhaft strukturelle Ursachen für mangelnde funktionelle Möglichkeiten anschuldigen. Vielmehr bilden sich die neuronalen Strukturen in Abhängigkeit von Funktionen. So ist kindliches Spiel nichts anderes als ein ständiges sensomotorisches Aufnehmen von Erfahrungen, die verarbeitet, integriert und gelernt werden. Die biologischen Möglichkeiten sehen gar nichts anderes vor als ständiges Lernen, sodass ein Neurobiologe das passende Wort vom menschlichen Nervensystem als »äußerst effektiven Lernstaubsauger« prägte; das Gehirn »kann nichts besser und tut nichts lieber« als lernen (Spitzer 2002). Dieser Lernprozess »sammelt« dabei weniger »Wissen«, als dass er auf experimentelle Weise ständig Fertigkeiten lernt und die Voraussetzungen neuer Erfahrungen und neuen Lernens schafft. Die stundenlangen Versuche des Kleinkindes in einer sich bewegenden Beschäftigung sind nicht »Spiel«, sondern Experiment, das Ausprobieren von Fähigkeiten und das Erkunden von Welt. Beispielsweise sind die langen »Kuckuck-Spiele«, in denen Kleinkinder sich verstecken oder wegschauen, um immer wieder beglückt den vertrauten Erwachsenen wiederzusehen, oder das fortdauernde Umkreisen einer Person nichts anderes als Experimente zur Überprüfung der Konsistenz dieser Person, ob sie nun geschaut oder nicht, von vorne oder hinten wahrgenommen wird.

Das Erfreuliche: Prinzipiell bleibt die hier beschriebene, auf der Plastizität des Nervensystems beruhende Lernfähigkeit lebenslang bestehen. Unser Gehirn ist, wie ein anderer Neurobiologe formulierte, eine »lebenslange Baustelle« (Hüther 2006). Die geschilderten sensomotorischen Beziehungen werden im Verhalten aller Menschen von Geburt an wirksam. Sie prägen Strukturen und Funktionsweisen des Reagierens und der Entwicklung aller Menschen. Ohne ihre Berücksichtigung würde kein Individuum zu körperlicher Aufrichtung und geistiger Reife finden. Nicht unwichtig für die später zu erörternden therapeutischen Aspekte dieses Themas ist der Umstand, dass die Empfindungsfähigkeit physikalischer Bedingungen und die Unterscheidungsfähigkeit

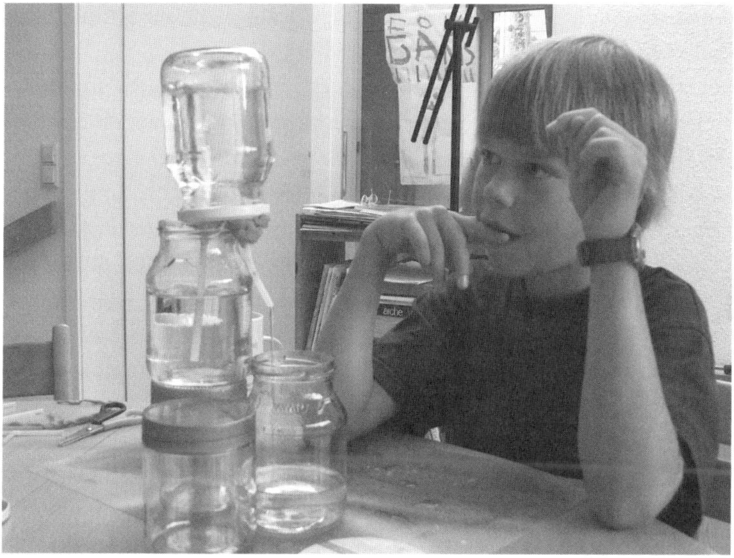

Wirkliche Fragen und echtes Interessiertsein ergreifen den ganzen Menschen, nicht nur den Kopf

von angemessener oder überzogener Reaktion, regenerierendem und erschöpfendem Tun, Anstrengung und Genießen bei allen Menschen prinzipiell gleich sind. Neurologische Plastizität und Lernen vollziehen sich aber nur unter bestimmten Bedingungen, weder unter Zwang noch im Zustand der Unachtsamkeit. Emotionale Ausnahmesituationen, wie Panik oder Aggression, verzerren die Wahrnehmung und stören Lernen. Achtsamkeit kann helfen, solchen dem Lernen abträglichen Zuständen zu entkommen. Sensomotorische Wachheit ist ein besonders geeigneter Zustand, um körperliche Lernfähigkeit, Kreativität und neuronale Plastizität zu aktivieren. Dieser dem Kind natürliche Grundzustand ist den meisten Erwachsenen allerdings fremd geworden. Vor allem fehlt ihnen der Humus kindlicher Neugier und Offenheit. Was kann einen Erwachsenen schon wirklich interessieren, wenn wir unter Interessiertheit einmal nicht etwa die Zwanghaftigkeit einer sogenannten Sammelleidenschaft verstehen? Achtsames Verhalten erlaubt, dass Aufgaben unserem Erleben wieder näher rücken können, dass die Dinge sich uns wieder mitteilen und Fragen entstehen dürfen. Achtsamkeit kann als Basis bewusst eingeleiteter Lernprozesse und als der geeignetste Schlüssel der Selbsterziehung reifer Menschen bezeichnet werden.

Hilft uns Achtsamkeit, unsere Körperlichkeit und deren Funktionsweisen genauer kennenzulernen, fangen wir allmählich an, die Sprache des Körpers zu verstehen und uns in einen respektvollen Dialog mit ihm zu begeben. Wir erkennen so etwas wie die Bedienungsanleitung unseres Organismus. Sie beachtend können wir allmählich sicherer unterscheiden, was vergebliches, unangemessenes Verhalten ist, und können lernen, darauf zu vertrauen, dass und mit welcher Qualität der Organismus reagieren kann. Die physiologischen und psychologischen Effekte von Achtsamkeit fördern durch Selektion und Bevorzugung angenehmer, hedonistischer Tendenzen die Motivation, Verhalten zu verändern und zu lernen. Die menschliche Lerntendenz ist auf Appetenz, Neugier und Probieren angewiesen, die sich in Achtsamkeit ungehinderter entfalten können. In einem späteren Kapitel wird aufgezeigt, dass »Stolpern« und die Fähigkeit, mit Fehlern umgehen zu können, eine der Voraussetzungen des Lernens sind, zu der Achtsamkeit ebenfalls beitragen kann (dazu unten S. 46 ff.).

Schließlich darf die Feststellung nicht fehlen, dass achtsamer zu sein wie jedes gelernte Verhalten den Lerngesetzmäßigkeiten konditionierten oder operanten Lernens unterliegt. Viele Patienten berichten bereits nach wenigen Gruppenstunden, dass sich ihr Zustand schon mit Betreten des Saals, in dem die Achtsamkeitsgruppe stattfinden soll, zu verändern beginnt – ein einfaches alltägliches Beispiel dafür, dass schon wenige »Stimuli« genügen, um uns achtsamer werden zu lassen. Wenn – ein anderes Beispiel – schließlich achtsameres Verhalten zu einer Reduktion von Schmerzen, Aufgeregtheit, Ängsten oder anderem Unangenehmen führt, so beruht dieser Lernvorgang auf Gesetzmäßigkeiten operanten Lernens. Operantes Lernen mit dem Körper wird dadurch erleichtert, dass zu den Kontingenzen und Konsequenzen operanten Lernens gehört, dass körperliche Bewegung und Leistung vom Nervensystem belohnt werden. Bildgebende Verfahren erlauben heute einen tieferen Einblick in das neuronale menschliche »Belohnungssystem«. Darunter wird ein komplexes Netzwerk von Regionen im menschlichen Gehirn verstanden (vor allem das ventrale Striatum, der orbitofrontale Kortex und die Amygdala), das nicht nur auf angeborene Bedürfnisbefriedigung reagiert, sondern lernfähig ist und auch auf erlernte »Verstärker« hin belohnt (mesolimbisch-mesokortikales Dopaminsystem; Abler et al. 2005).

5. Die Biologische Psychologie von Achtsamkeit

Für Psychologie und Psychotherapie ist es bedeutsam, dass wir biologisch so ausgestattet sind, dass wir mit Achtsamkeit die Voraussetzungen geglückter Handlungen klären können. Wir brauchen nur mit den physikalischen Gegebenheiten in Kontakt zu kommen, um auf sie leicht und angenehm reagieren zu können. Folgen wir beim Kontakt mit Aufgaben konsequent den Möglichkeiten angenehmer (leichter, ästhetischer, befriedigender) Empfindungen, werden wir uns zwangsläufig den physikalischen Gegebenheiten gemäßer verhalten; erlauben wir uns, auf diese unmittelbar zu reagieren, so wird sich dies nicht anders als angenehm auswirken.

Eine heutige Definition von »Psychologie« bezeichnet sie als »die Wissenschaft vom Verhalten, dem Erleben und der (rückbezüglichen) Erfahrung aus beidem« (Krech, Crutchfield et al. 1992, I, S. 13). »Biologische Psychologie« erforscht »die Zusammenhänge zwischen biologischen Prozessen und Verhalten« (Birbaumer & Schmidt 1996, S. 3). In mehrfacher Hinsicht kann im Sinne dieser Definitionen auch von einer »Biologischen Psychologie der Achtsamkeit« gesprochen werden (vgl. Klinkenberg 2005, 58).

5.1 Beziehung zur Schwerkraft

Zu den biologischen Prozessen, die sich zwangsläufig auf die Psychologie menschlichen Verhaltens auswirken, gehört die Beziehung zwischen Schwerkraft und unserem Organismus. Lebenslang bleibt das Nervensystem mit Bewegung und Beziehungen zur Schwerkraft beschäftigt. Es steht ständig – außer im Zustand der Bewusstlosigkeit – in einer aktiven Beziehung zur Schwerkraft, egal ob wir uns im Raum bewegen oder still sitzen oder liegen. Schwerkraft ist die physikalische Bedingung, die auf elementare Weise auf uns einwirkt. Ob sich der menschliche Körper leicht oder schwer, angenehm oder auf erschöpfende Weise bewegt, ist abhängig davon, ob wir uns diesem Einfluss gegenüber angemessen oder unangemessen verhalten. Menschliche Psychologie besitzt somit eine physikalische Basis, die menschliche Funktionsweisen und Strukturen seit Jahrtausenden prägt. Nicht was ich von einer physikalischen Aufgabe (emotional oder kognitiv) halte, entscheidet über leicht und schwer, sondern ob die Auseinandersetzung mit der physikalischen Realität auf angemessene und leichte oder inadäquate und folglich schwere Weise erfolgt. Gute Qualität und Lebendigkeit in unserem Verhalten werden sich nur entfalten können, wenn wir mit den Grundgegebenheiten unserer Umwelt und den uns zufallenden Aufgaben und Herausforderungen in Kontakt kommen und auf sie angemessen reagieren. Auch wenn es unser Selbstbewusstsein kränken mag, wir kommen zweckmäßigerweise nicht umhin, den Naturgesetzen, den zugrunde liegenden Bedingungen des Lebens zu »gehorchen«.

5.2 Tragfähigkeit des Bodens

Angemessen reagieren wir, wenn wir die physikalischen Gegebenheiten so in unser Verhalten einbeziehen, dass wir den Widerstand und die Tragfähigkeit des Bodens nutzen. Wir »wissen« zwar, dass uns der Boden trägt. Eine andere Frage ist aber, ob wir dies empfinden und uns entsprechend verhalten können. Machen Sie, während Sie dies hier lesen, die Probe aufs Exempel. Gleich, ob Sie beim Lesen sitzen, stehen oder liegen: Empfinden Sie, dass Sie dabei vom Boden getragen werden? Fühlt sich Ihr Körper an wie einer, der sich tragen lässt? Braucht es dazu die Anspannung, die Sie hier oder dort empfinden? In der Probiersituation Nr. 18 versuchen wir, uns dem zu nähern, wie es sich anfühlt, wenn wir beim Sitzen ein Bein wirklich auf dem Boden ankommen und tragen lassen. Überlassen wir das Bein dem Boden, wird es gestützt. Können Sie auch Stützkraft vom Boden her empfinden? Um es von den zugrunde liegenden Theoremen her auszudrücken: Um uns ideal vom Boden tragen zu lassen, müssen physikalische und psychologische Voraussetzungen erfüllt sein:

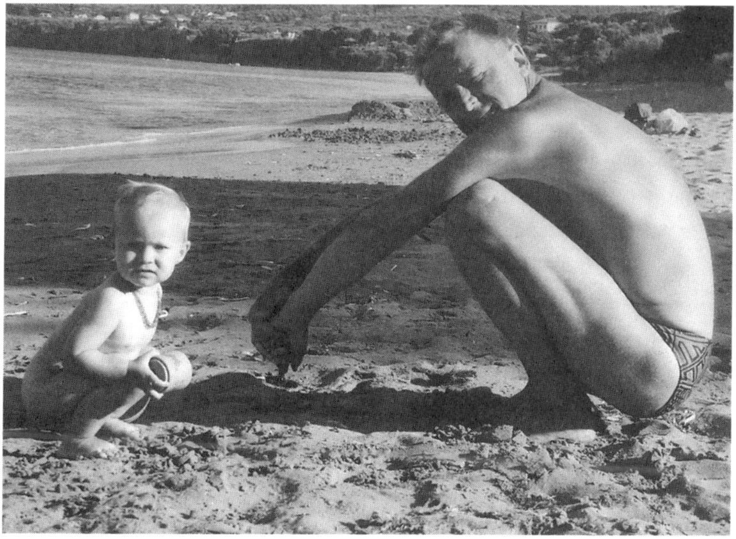

Wodurch verhindern wir, uns in natürlicher Weise vom Boden stützen zu lassen?

Physikalisch kann Boden nur tragen, wenn der Zug der Masse (Massenvektor) dorthin gerichtet ist, wo Boden unter dem Körper ist. Dies lässt sich leicht an einem Modell erklären: Nehmen Sie eine leere Flasche und stellen Sie eine zweite mit der Öffnung nach unten auf die Öffnung der unteren Flasche: zwei Flaschen, die auf eine etwas ungewöhnliche Weise aufeinander stehen. Nehmen Sie einmal an, es handele sich hier um zwei Knochen eines Lebewesens, und stellen Sie sich vor, die beiden Körperteile, die da aufeinander stehen, könnten wie wir Menschen empfinden. Benötigen sie Muskeln und Kraft, um auf diese Weise übereinander stehen zu können? Wer trägt die beiden »Knochen«? Würde es sich für sie leicht oder schwer anfühlen? Den Zustand, zu dessen Aufrechterhaltung wir nicht ständig Muskelkraft einsetzen müssen, nennt der Physiker Gleichgewicht. Im Gleichgewicht zu sein, ist leicht und angenehm. Möglich ist dies den beiden »Knochen«, weil sie so angeordnet sind, dass ihre Masse dorthin strebt, wo Boden unter ihnen ist. Wirkt Kraft derart auf den Boden unter einem Körper, entfaltet der Boden (entsprechend dem 3. Newton'schen Gesetz der Mechanik) auf diesen Gegenkraft. Wie mag es sich für die sensiblen Knochen unseres gedanklichen Experiments anfühlen, getragen und gestützt zu sein? Stellen Sie sich vor, ein gut meinender Ratgeber habe den beiden »Knochen« gesagt, es sei schöner, richtiger oder erwünschter, in der Achse ein ganz klein wenig zur Seite geneigt zu »stehen«. Wohin strebt jetzt die Masse der beiden Flaschen? Warum können sie so nicht ohne unsere Hilfe von allein stehen? Würde es sich für diese, wenn sie Muskelarbeit verrichten und dies empfinden könnten, leicht oder schwer anfühlen, so zu stehen? Organisiert sich ein Körper derart zum Boden, dass die Masse nicht dorthin strebt, wo Boden unter dem Körper ist, sondern so, dass der Vektor der Masse davor, dahinter oder danebenzielt, gerät der Körper ins Ungleichgewicht. Eine solche Anordnung kann nur mit zusätzlicher Muskelarbeit aufrechterhalten werden. Organisiert sich unser Körper jedoch so, dass seine Masse dorthin wirkt, wo auch Boden unter ihm ist, werden wir vom Boden getragen. Unsere Muskulatur kann sich dann darauf beschränken, die Anordnung der Körperteile zu erhalten.

Die Tragfähigkeit des Bodens ist jedoch für lebendige Körper etwas, das – aus dem Blickwinkel biologischer Psychologie betrachtet – nicht dadurch bereits zur Geltung kommt, dass Boden fest ist und der Massenvektor dorthin strebt, wo Boden unter dem Körper ist. Vielmehr kann sich Tragfähigkeit erst auswirken, wenn der Organismus sich derart organisiert, dass er Getragen- und Gestütztwerden auch innerlich, *psychologisch* zulässt und erfährt. Dies ist wiederum kein Ergebnis eines bestimmten Machens, sondern eines Zulassens. Die Empfindung, dass Boden meinen Körper stützt, kann nicht erzeugt werden, indem ich den Boden drücke oder mich vom Boden wegspanne, auch nicht, indem ich meine Masse nur über dem Boden zusammenbrechen lasse, sondern indem ich mich so organisiere, dass meine Masse auf den Boden unter mir wirkt, dieser Boden mich entsprechend der geschilderten physikalischen Zusammenhänge stützen kann und ich dies auch zulasse und zu erleben bereit bin. Es ist nämlich durchaus möglich, dass ich zwar in meiner physischen Körperorganisation den geschilderten physikalischen Voraussetzungen genüge, darauf aber innerlich nicht reagiere. Das 3. Newton'sche Gesetz kann in praktischen Probiersituationen leichter erfahren als durch Worte erklärt werden.

5.3 Boden als Widerstand

Es ist wesentlich, dass wir für jede Bewegung Widerstand benötigen. Wir können diesen Widerstand in uns suchen, wie es ein Astronaut im schwerelosen Raum zwangsläufig tun muss. Im Anziehungsfeld der Erde ist dieses Verhalten aber nicht sinnvoll. Nutzen wir beim Ziehen einer Last den Widerstand des Bodens, so wird unsere Muskulatur entlastet. Wir können so empfinden, die Tragearbeit an den Boden abzugeben. Die Muskulatur tierischer Körper und des Menschen ist von ihrer Konstruktion her primär keine Tragemuskulatur, sondern eine Umstellmuskulatur des Skeletts im Raum. Ihre Aufgabe ist es, den Organismus so im Raum zu konfigurieren, dass der Zug der Schwerkraft und die stützende Tragekraft des Bodens ungehindert durch den Körper übersetzt werden, gleichsam hindurchfließen können. So kann sich ein Möbelpacker nicht besser verhalten, als dass er eine schwere Last, die er bewegen soll, ohne unnötige Anstrengung der Arm- oder Rückenmuskeln vom Boden tragen lässt. Was hingegen geschieht, wenn wir den Widerstand in uns suchen, wissen auf leidvolle Weise alle, die zur großen Gruppe der Menschen mit funktionellen Rückenschmerzen und Bandscheibenproblemen gehören. Sie haben Last zumeist gegen sich selbst gehebelt, z. B. den Kopf gegen den Rumpf oder den Rumpf gegen die unteren Lendenwirbel und das Becken (statistisch liegen daher die bevorzugten Manifestationsorte von Rückenbeschwerden im Hals- und Lendenwirbesäulenbereich). Der Vollständigkeit halber sei erwähnt, dass nicht nur die wahrnehmende Person, sondern auch der empfindende Körper leichter auf klare Strukturen als auf unklare reagieren kann. Es wird – auch wenn es spontan immer wieder bestritten wird – mit wenigen Versuchen deutlich, dass wir leichter auf einem harten Hocker als auf einem weichen Polstermöbel sitzen können oder uns leichter auf hartem als nachgiebigem Untergrund drehen können usw. Mit anderen Worten: Je klarer der Boden, desto eindeutiger und leichter die Beziehungsmöglichkeit. Es ist Ausdruck für Umfang und Intensität der Verstörung der Menschen, dass sie dies im Erwachsenenalter so vehement anders erleben als in ihrer frühen Kindheit.

Eine häufige Verwechslung ist es, den Boden zu drücken, statt seinen Widerstand zu nutzen. Die Druckrichtung zum Boden hin erlaubt immerhin eine Idee davon, wohin unsere Masse strebt. Den Boden zu drücken bedeutet aber, dass wir uns unnötig beengen und ist natürlich im Grunde widersinnig, da der Boden, auf dem wir uns bewegen, in der Regel fest und unnachgiebig ist. Den Widerstand zu nutzen impliziert, dass unser Körper leicht und elastisch auf diesen Widerstand reagieren kann. Im Gegensatz zum festen Boden sind wir bis in die letzte Faser unseres Körpers hinein beweglich und potenziell reagierbereit. Wir gewinnen dadurch mehr Raum in uns; »weit« ist angenehmer als eng. Je weniger Widerstand wir der eigenen Nachgiebigkeit entgegensetzen, d.h. je weicher und leichter wir uns dem Widerstand entgegen vom Boden »abspannen lassen« können, desto weniger drückend gestaltet sich die Beziehung zum Boden. (Sie haben richtig gelesen: nicht »abspannen«, das wäre ja wieder »machen«, sondern »abspannen lassen« von der Gegenkraft des Bodens entsprechend der oben beschriebenen Beziehung des 3. Newton'schen Gesetzes. Es lohnt sich, den Unterschied zu erforschen.) Eine in diesem Zusammenhang sehr aufschlussreiche Frage in Probiersituationen kann sein, wieweit wir den Widerstand des Bodens auch noch nutzen, wenn wir uns *mit* dem Zug der Schwerkraft bewegen (vgl. Probiersituation Nr. 11). Hierbei kann es Ziel des Probierens werden, unser Gestütztsein nicht vorschnell aufzugeben und kollabieren zu lassen.

Die sensomotorische Fähigkeit, Masse (in physikalischer Terminologie: Masse und Gewichtskraft) zu empfinden, ist in diesem Zusammenhang die wichtigste menschliche Voraussetzung zur Unterscheidung von Qualitäten. Masse ist das Produkt von spezifischer Dichte und Volumen. Einen 20 kg schweren Schaumstoffblock zu tragen, stellt andere Herausforderungen als ein gleich schwerer Eisenzylinder. Kann auch die Masse unseres Rumpfes beim Vornüberbeugen (in Probiersituation 12) so umgelagert werden, dass sie dabei immer vom Boden unter den Füßen gestützt ist, dann kann der Boden die Masse für uns empfindbar tragen. Können wir den Vektor des Strebens der Masse zum Boden dorthin fließen lassen, wo uns der Boden stützt, müssen wir uns beim Wiederaufrichten nicht im Rücken hebeln, sondern können die Stützkraft des Bodens so durchspielen lassen, dass die Aufrichtung empfindungsmäßig »nur« ein Umlagern ist. Ob wir diese Beziehungen berücksichtigen oder nicht, entscheidet bei einer solchen Aufgabe über die Qualität der Empfindungen. Dabei können wir noch einen weiteren

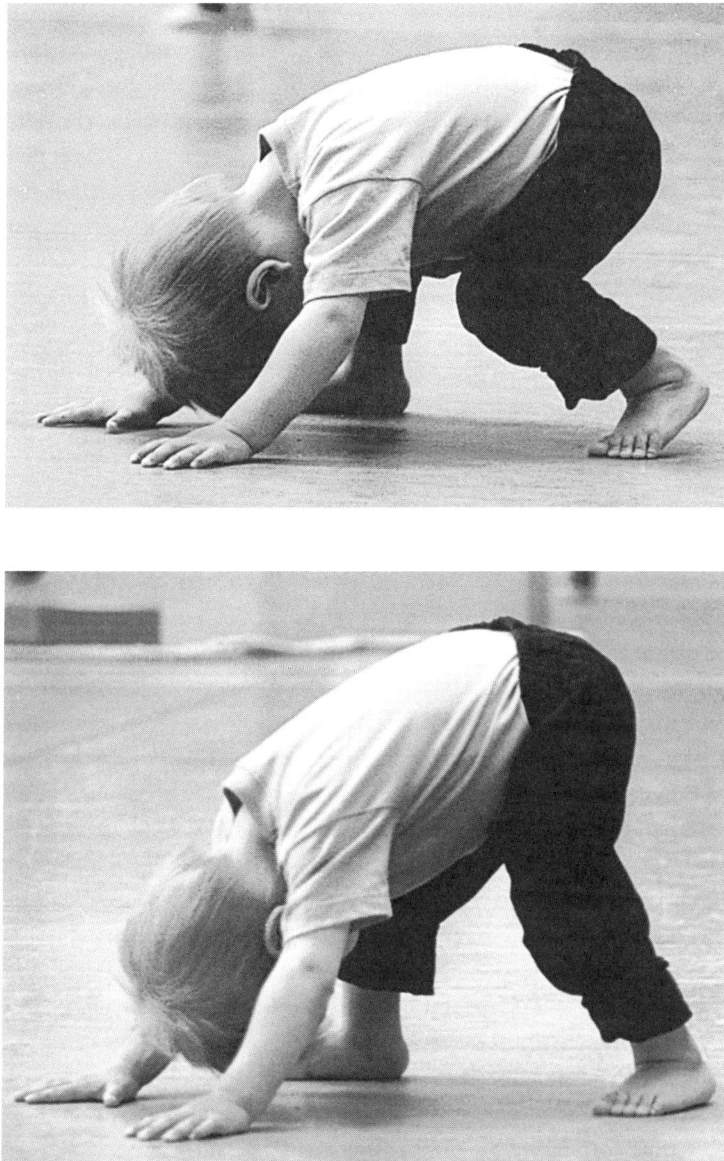

Der Boden als Partner in jeder Bewegung

physikalischen Zusammenhang studieren, der zu den Determinanten unseres Erlebens und Verhaltens zählt. Es gibt in der Welt der Mechanik kein Auf ohne ein Ab. Der Abwärtsbewegung des »Aufdenbodenkommens« entspricht die Aufwärtsbewegung des Gestütztwerdens zur Aufrichtung. Aufrichtung ist sowohl ein Sichniederlassen auf dem Boden als auch ein Abgespanntwerden durch den Boden. Erleben wir uns bei dem erwähnten Versuch als Masse, die zum Boden strebt, und nutzen wir zugleich die Stützkraft des Bodens, so entsteht Bewegungsqualität durch Umlagern von Kräften in einer Art kommunizierender Röhren. Aufrichtung wird so zum leichten Spiel.

6. Achtsamkeit als Schlüssel zur »Erfahrleitung«

Achtsamkeit darf als das Medium gelten, das Patienten hilft, eigene Funktionsweisen und mögliche Störungen bei sich zu erkennen. Wir haben gesehen, wie die sensomotorische Kompetenz dem Menschen erlaubt, auf die gegebenen Bedingungen von Umwelt und Aufgaben zu antworten und dabei auf natürliche Weise zu reagieren, zu erfahren und neue Handlungsmöglichkeiten zu lernen. Solche Entwicklungsprozesse werden nicht dadurch angestoßen, dass wir Handlungsweisen inszenieren und einüben, sondern indem wir sie in Kontakt mit den Anforderungen entstehen lassen. Dies geschieht nicht durch ein bestimmtes Machen, sondern durch Reagieren und Sichauswirkenlassen. Jacoby und Gindler pflegten dazu zwischen der »Machleitung« und der »Erfahrleitung« zu unterscheiden. Um ein analoges Bild aus der Computersprache zu benutzen, ist es für das Programm unseres Nervensystems prinzipiell unerheblich, ob wir eine gelernte, bereits programmierte Fähigkeit einmal oder tausendmal anwenden, am Programm ändert dies nichts, so wie es für eine gespeicherte Software unerheblich ist, ob wir das Programm selten oder oft benutzen. Neuprogrammierung findet erst durch neuen Input von Erfahrungen und deren Verarbeitung statt und bedingt bildhaft ausgedrückt das Beenden laufender Mach-Programme, um in reagierbereiter Auseinandersetzung mit Anforderungen neue Programme, neue Handlungsmöglichkeiten zu finden. Das benutzte Bild hinkt allerdings insofern, als das menschliche Nervensystem auf viel komplexere Weise als unser PC Handeln und Erfahren verbinden möchte und das häufige Angebot einer bestimmten Handlung sich über die damit immer verbundenen Erfahrmöglichkeiten tiefer in die plastischen Strukturen des Nervensystems eingraviert. Programmieren und Anwenden sind beim Menschen aufgrund seiner sensomotorischen Wesensart nicht derart getrennt wie bei der Programmierung und Anwendung eines Computerprogramms. Dennoch ist der Vergleich geeignet, um sich die wesentlichen Unterschiede deutlich zu machen, die relevant werden, wenn wir Lernprozesse anregen wollen. Am bloßen Abarbeiten, Wiederholen oder Machen gewinnen wir nichts. Ein konkretes Beispiel: Wollen wir leichter und angenehmer gehen, können wir natürlich die Idee verfolgen, dass es sich »mit Schwung« leichter gehen lässt. Aber ist die Person, die mit schwingenden Armen, weichem und fließendem Gang »so herrlich angenehm« zu gehen glaubt, dabei, sich neue Möglichkeiten zu erarbeiten, oder besteht nicht allzu deutlich die Gefahr, eine fixe Idee davon zu inszenieren und sich mehr einzubilden als zu erfahren, dass dies nun schön und leicht sei? Solche inszenierten, gemachten Übungen verlaufen regelhaft im Sande und zeigen keine bleibenden positiven Folgen auf das Gehverhalten der betreffenden Menschen. Wir sind in die Falle gelaufen, nur etwas zu realisieren, was wir psychomotorisch schon konnten und in seinen Auswirkungen vielleicht sogar schon kannten. Neues entsteht so nicht.

Achtsamkeit eröffnet den Zugang zur Erfahrleitung und ermöglicht uns, zu untersuchen, zu vergleichen und zu unterscheiden. Sie kann dies in unterschiedlichen Nuancen der Differenzierung. Wir können auf das Einzelne wie das Gesamte achtsam werden. In letzterem Fall erscheint achtsame Wahrnehmung eher allgemein ausgerichtet, offen, so wie sie uns ergreifen kann, wenn wir eine Aussicht von einem Gipfel genießen oder nach einem erlebnisreichen Tag zur Ruhe kommen. Gerade dann kann uns aber auch das Einzelne wieder bewusst werden. Wir stehen am Meer, und plötzlich riechen wir die Luft, schmecken das Salz, hören die Brandung oder fühlen den Wind. Worauf genau sollten wir achtsam werden, wenn es darum geht, Lernprozesse in Gang zu bringen? Die Antwort kann nur lauten: Auf Aspekte, die sich dahingehend auswirken, dass wir in natürliches Reagieren und Funktionieren kommen, also weniger auf Aspekte, die uns ins Denken, Einordnen, Interpretieren

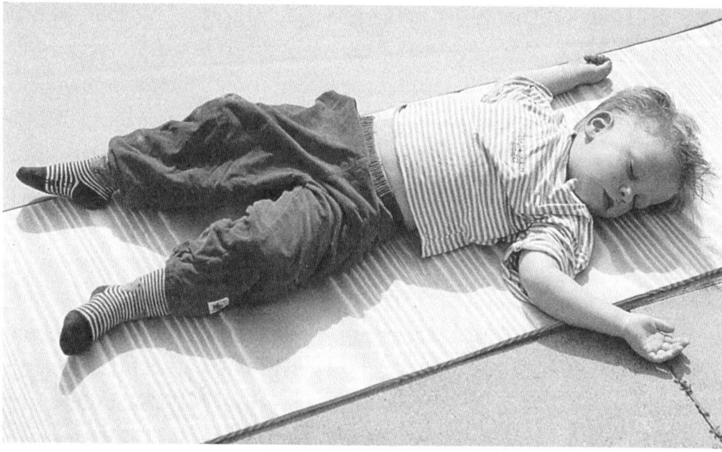

Ruhen – sich dem Getragenwerden anvertrauen

bringen, als vielmehr solche, die uns erfahr- und reagierbereit werden lassen und uns durch den Kontakt zu ihnen abverlangen, alles Machen, alles Voreingenommene, ja selbst alles Wissen darüber für einen Moment aufzugeben. Dies geschieht umso klarer, je eindeutiger, unmittelbarer wir erleben, was ist. Wir können es Achtsamkeit auf das Unmittelbare nennen. Zwei Beispiele, die auch bei der Anleitung von Patienten eine Rolle spielen können, sollen genauer erörtert werden: die »Empfindung der Schwerkraft« und die »Empfindung des bloßen Seins«.

Schwerkraft wirkt, solange wir uns im Gravitationsfeld der Erde aufhalten, dauernd, umfassend und unmittelbar auf uns. Unser Verhalten zur Schwerkraft, adäquat oder unangemessen, entscheidet über die Qualität unseres Seins, ob wir es physikalisch leicht oder schwer haben. Umso verblüffender ist es, dass wir zwar alle um die Tatsache von Schwerkraft wissen, sie aber nicht zu empfinden meinen, und dass wir uns ihr gegenüber – wie sich jedem nach wenigen bewussten Versuchen erschließt – permanent ignorant und damit körperlich dysfunktional verhalten. Wir heben im Alltag Gegenstände in der Regel mit Zuviel an Kraft und »halten« uns beim Stehen oder Sitzen, obwohl wir uns tragen lassen könnten, gerade so, als wenn es auf ein bisschen doppelte und dreifache Anstrengung nicht ankäme. Wenn wir in Probiersituationen (z.B. Nr.6) versuchen, den *Zug der Schwerkraft auf uns zu empfinden*, können wir dies nicht mit einem Zuviel tun. Den Zug der Schwerkraft zu empfinden, bedingt vielmehr, alles Zuviel zu lassen und genau den Aufwand (auch nicht weniger, denn dann bewegen wir nichts) zu betreiben, den es braucht, einen Unterarm oder einen Oberschenkel gegen den Zug der Schwerkraft zu ziehen. Wir müssen folglich alles lassen, was zuviel an Aufwand bedeutet. Der unmittelbare Bezug zur Schwerkraft wirkt sich derart aus, dass wir nur noch das dazu genau Nötige tun, andernfalls können wir sie nicht empfinden. Mit anderen Worten: Der Versuch, den Zug der Schwerkraft zu empfinden, kann den Effekt haben, dass wir das Zuviel erkennen und alles Zuviel, alles Machen, alles Störende lassen. Indem er uns so verändert, wirkt sich der Kontakt mit dem Zug der Schwerkraft ordnend auf uns aus. Empfinden wir den Zug, sind wir bereits andere geworden, hat sich unser Zustand dahingehend verändert, dass die vorhandenen Kräfte unseres Organismus reagieren durften. Besonderes, Spezielles mussten wir für dieses Reagieren nicht tun. So kann uns der gesamte Vorgang lehren, was es braucht, um reagierfähiger, veränderbar, von selbst und leicht auf diese Aufgabe (in der erwähnten Probiersituation: den Unterarm gegen die Schwerkraft zu ziehen) zu antworten. Hierin liegt die orientierende Kraft dieses Versuchs. Die – Jacoby würde sagen – Einstellwirkung der Schwerkraft befähigt uns, uns beim Kontakt mit den physikalischen Gegebenheiten auch psychisch, emotional und kognitiv als Einheit, geschlossen, »bei uns« zu erleben. Wessen Zustand sich so verändert hat, der kann nicht blindlings mit dem fortfahren, was er zuvor betrieben hat. Was auch immer er zuvor »machte«, jetzt ist er wacher, weniger durch nicht unmittelbar Notwendiges besetzt, offener und reagierfähiger geworden. Solche Wirkungen resultieren auch aus dem Versuch, die eigene Masse oder die Stützkraft des Bodens zu empfinden. So bleibt die Masse meines Arms, den ich etwa im Liegen vom Boden unter der Schulter tragen lasse und wäge (siehe Probierversuch 7), physikalisch »gleich«, ob ich denn nun zusätzlich zuviel oder angemessen im Arm, im Handgelenk oder den Fingern arbeite. Für die Empfindung der Masse ist es aber notwendig, unnötige zusätzliche Arbeit zu eliminieren. Die Ordnungs- und Orientierungskraft solcher Versuche ist therapeutisch nutzbar. Dabei kann mit Orientierung am Unmittelbaren auch das Achtsamwerden etwa auf den Vorgang des Sehens, des Hörens oder des Sitzens und Stehens gemeint sein, also richtungsmäßig auf das, was wir in problematischen Situationen grundsätzlich auch noch tun oder sind. Probiersituationen können helfen, die Einstellwirkung so auf uns wirken zu lassen, dass wir uns schließlich auch in komplexeren Bewegungsabläufen der Masse und dem Zug der Schwerkraft folgend erleben können, z.B. beim Aufstehen vom Liegen oder wenn wir versuchen, uns aus der Rückenlage ohne Anstrengung rückwärts rollend umzulagern. Dies kann dann eine Einladung sein, auch in der komplexeren Tätigkeit empfindsamer und reagierfähiger zu handeln.

Die (wegen der Missverständlichkeiten nur mit einigem Vorbehalt) sogenannte »*Empfindung des bloßen Seins*« stellt in dem weiten Spektrum von Möglichkeiten, achtsam zu werden, gegenüber der Empfindung eines einzelnen Aspekts wie der Schwerkraft den anderen Pol dar: Gemeint ist, einfach »nur sein« zu können, ohne unruhig, von Emotionen überflutet oder von Gedanken getrieben zu sein. Sicherlich mögen sich hier Verbindungen mit Meditationspraktiken und religiös beeinflussten Achtsamkeitskonzepten aufdrängen. Wichtiger erscheint aber die Frage, wie sich ein Zustand des wenigstens für einen Moment nichts zu denken und zu wollen auf unser Verhalten auswirken will. Sophie Ludwig, eine unmittelbare Weggefährtin Elsa Gindlers, erinnerte sich später an Wochenendausflüge und -wanderungen mit Elsa Gindler in die Umgebung Berlins. »Auf diesen Wanderungen zog Elsa Gindler sich oft an ein stilles Fleckchen Wiese oder Wald zurück, um ganz für sich im Sitzen oder Liegen die eigene Natur und ihre Regeneration zu studieren. Zurück kam sie dann sichtlich verändert, erholt, ohne jedoch vorher etwa erschöpft gewesen zu sein.« (Ludwig 2002, 16) Im Alltagsleben haben Tätigkeiten und Erlebnisse zumeist keine Chance, sich völlig in uns auszuwirken; schon sind wir bei der nächsten Tätigkeit. Wir beenden eine Handlung, indem wir die nächste begonnen haben, und stolpern gleichsam in die neue hinein, ohne wirklich dazu bereit gewesen zu sein. Dabei verlangt die menschliche Struktur danach, dass sich die Dinge, die wir tun, auswirken dürfen und dass wir für das, was wir tun wollen, auch bereit sind. Vergleichen wir es mit dem Kurvenverlauf einer Parabel, so müssen wir nach Zuendekommen der ersten Handlung funktionell einen Nullpunkt durchlaufen, frei sein von dem Vorhergehenden, bevor wir uns dem nächsten zuwenden. Eines der Schlaglichter im nächsten Teil dieses Buches (Seite 69) thematisiert, ob es uns möglich ist, bevor wir etwas Neues beginnen, zuvor in diesem Sinne

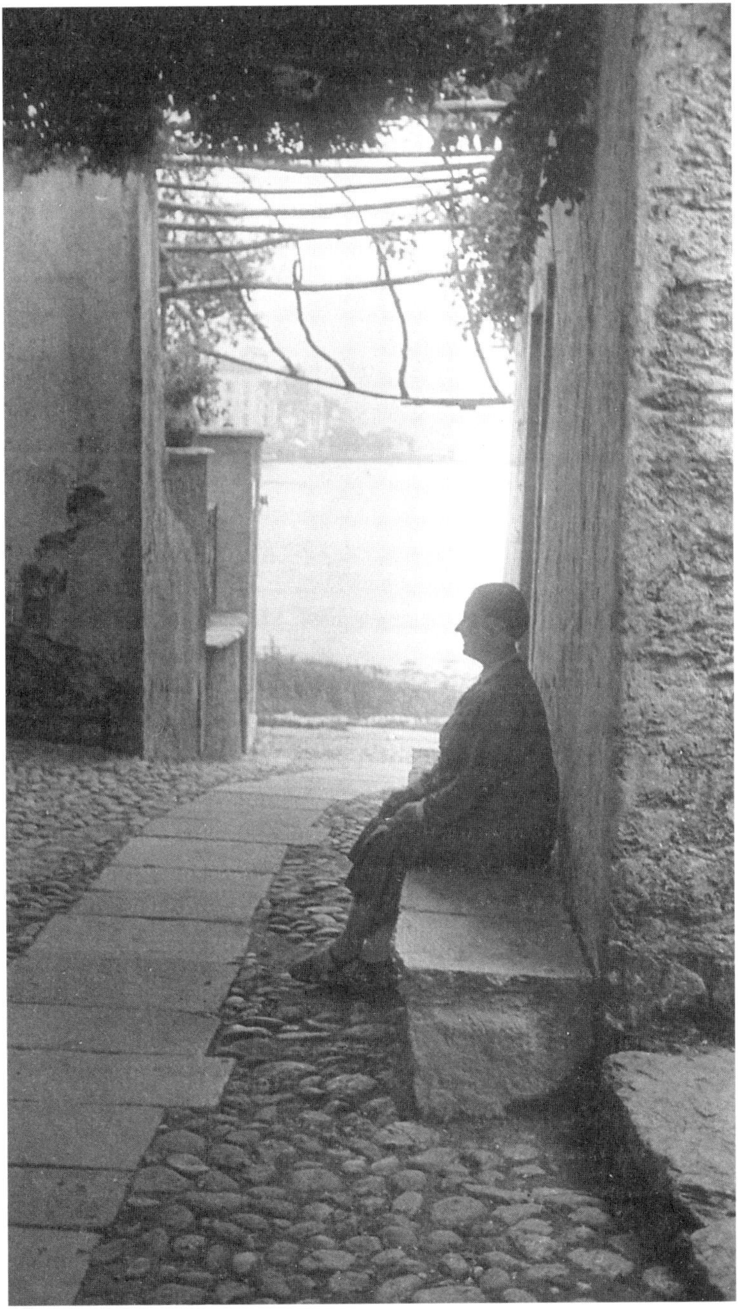

Ruhe und Stille erleben, um tatbereiter, wacher für ein Reagieren auf Zusammenhänge zu werden. Elsa Gindler, Isola Superiore 1929

»leer« und bereit zu werden. Es kann eine Möglichkeit der Regeneration sein und zu neuem Bereitwerden führen.

Zwischen den beiden zuletzt geschilderten Möglichkeiten, auf das Unmittelbare achtsam zu werden, bietet das Leben Abertausende andere Möglichkeiten, sich achtsam werdend zu orientieren. In jeder Situation, unter allen Umständen darf es mir wohler werden. Eine Pause darf als Gelegenheit, zur Ruhe zu kommen, ausgeschöpft werden. Auch ein kurzes Gespräch »zwischen Tür und Angel« darf mit dem ganzen Körper und Selbst genossen werden. Körperlich erfahrbare Spannung darf reguliert, gesteuert werden, sei es in Richtung von mehr Wachheit und in Bewegung kommen oder zunehmender Distanz und Gelassenheit gegenüber Aufgaben oder dem Geschehen um mich herum. Den inneren Empfindungen bewusst folgend (oder gegen sie verstoßend) wächst dabei allmählich die innere Sicherheit in der Unterscheidung des Gebotenen, des Möglichen wie des Nichtadäquaten. Entwickeln wir auf diese Weise zunehmend Möglichkeiten einer bewussten Kontrolle unseres Verhaltens, gewinnen wir auch einen »untrüglichen inneren Maßstab« (Jacoby 1984, 69) zur Beurteilung eigener Wahrnehmung und Äußerung wie zur Beurteilung des Resultats der Äußerungen anderer Menschen. »Erst wenn die Fähigkeit, zwischen den im Sichäußern wie im Ausgedrückten erkennbaren Auswirkungen von ›Aktivität‹ und ›Passivität‹ klar zu unterscheiden, so weit entfaltet ist, dass eine Lenkung der Aufmerksamkeit auf den Stoff sie nicht mehr stören und verwirren kann, sind Fragen nach dem ›Wodurch‹ und ›Warum‹, soweit sie durch die Untersuchung des Stoffes beantwortet werden können, sinnvoll.« (Ebd., 70)

7. Störungen von Achtsamkeit

7.1 Fehler als Notwendigkeit

Zu stolpern, Fehler zu machen ist Voraussetzung jedes Lernens. Wie wesentlich es ist, das Fehlerhafte wacher und freudiger wahrzunehmen, zeigt sich bei so elementaren Vorgängen wie der alltäglichen Notwendigkeit zur Spannungsregulation. Den eigenen Tonus bewusst zu verändern im Sinne von mehr oder weniger Spannung, setzt die Wahrnehmung des mangelhaften Zustandes voraus. Nur die Wahrnehmung des Unzulänglichen, des vom Gewollten noch verschiedenen Ist-Zustandes kann uns helfen, anders, besser zu reagieren und zu handeln. In diesem Sinne ist es notwendig, Fehler lieben zu lernen. Dies ist allerdings in einer Kultur, in der wir für Fehler bereits in der Schule permanent bestraft werden, gewöhnungsbedürftig. So neigen wir als Erwachsene dazu, Fehler entweder zu leugnen oder doch recht schnell zu »erklären«. Wir »begründen« unsere Fehler auf eine Weise, die nicht mehr dazu einlädt, dass wir die wirklichen Ursachen noch weiter ergründen und sie in unserem weiteren Verhalten im Blick behalten. Schließlich erinnern sich manche Politiker selbst unter Eid nicht daran, Fehler gemacht zu haben.

Jedoch »alles, was gut geht, das interessiert mich nicht«, formulierte Elsa Gindler, »das ist nicht Gegenstand unseres Versuchens. Mir ist wichtig, was nicht geht, wo Grenzen sind und Fragen kommen« (zit. nach Haag & Rohloff 2006, 32). Mit Fehlern anders, konstruktiv umzugehen, braucht eine gelassenere Wahrnehmung, die Fehler »von der Sache her« zu sehen. Damit ist nicht jenes weit verbreitete »Jetzt werden Sie mal sachlich!« gemeint, mit dem das Feuer überschießender Emotionen gelöscht werden soll. Vielmehr ein wirkliches Sehen der Sachverhalte, ein gelassenes Zur-Kenntnis-Nehmen und erst dadurch mögliches Ergründen von Abläufen und Zusammenhängen. »Habe Geduld gegen alles Ungelöste / in deinem Herzen und versuche, / die Fragen selbst liebzuhaben«, heißt es in einem Gedicht von Rainer Maria Rilke, »... vielleicht lebst du dann allmählich / ohne es zu merken / in die Antwort hinein.« »Die Gelassenheit zu den Dingen und die Offenheit für das Geheimnis gehören zusammen«, formulierte der Philosoph Heidegger. »Sie versprechen uns einen neuen Grund und Boden, auf dem wir innerhalb der technischen Welt, und ungefährdet durch sie, stehen und bestehen können.« (Heidegger 2000, 24)

Wer achtsam ist, ist wacher und gelassener zugleich – keine Gelassenheit des Laisser-faire oder Laisser-aller. Er ist »gelassener« nicht vor lauter Schlaffheit, Trägheit oder Schläfrigkeit. Wer achtsam ist, ist auch nicht erregt, überreizt oder aufgedreht. Gelassenheit kann vielmehr entstehen, weil die Funktionsweise der Achtsamkeit geholfen hat, selbstständiger und selbstsicherer zu werden. Wer sich um Achtsamkeit kümmert, beginnt mehr und mehr seinen Fähigkeiten zu vertrauen. Wir Menschen sind so konstruiert, dass wir es umso leichter haben, je mehr wir wir selbst werden. Wir folgen dann unseren wirklichen Impulsen, die bei jedem Menschen darauf aus sind, das Leben besser, angenehmer, adäquater, leichter zu meistern. Wir vertrauen mehr auf unsere kreativen, spielerischen Fähigkeiten des Funktionierens. Wir können uns leichter selbst steuern, den Autopiloten, wie einige Psychologen sagen, einschalten.

Die Bereitschaft zur Verhaltensveränderung wird in dem Maße erleichtert, wie bereits eigene Fähigkeiten vertrauter wurden, Autonomie erlebt wurde. Probierbereitschaft kann erleichtern, es einfach beim nächsten Mal anders zu versuchen und dabei stärker eigenen Empfindungen zu folgen. Dies erlaubt auch, wacher und gelassener die eigenen Fehler und Störungen zu sehen und zu untersuchen. Dabei handelt es sich weniger um eine intellektuelle Denkleistung als eine sich dem wachen Bewusstsein unmittelbar aufdrängende Erfahrung aus den Probiersituationen. Wir sind nicht perfekt und beginnen, über etwas zu »stolpern«. Stolpern wir, wenn wir uns gerade darum kümmern, achtsamer zu sein, so nehmen wir auch Unzulänglichkeiten gelassener wahr. Wir können sie sachlicher zur Kenntnis nehmen, d.h. »von der Sache her« sehen. »Was war da los?« Ein sachlicherer Blick auf unsere Fehler erlaubt es, nach besseren Möglichkeiten zu suchen. Was könnten wir einfach das nächste Mal anders probieren? Wie würde sich das anfühlen? »Falschmachen ist nicht nur keine Schande«, bemerkte Heinrich Jacoby, »sondern das Richtigsein von etwas kann man gar nicht als ›richtig‹ erleben, bevor man nicht über das ›Nicht-Richtig‹ gestolpert ist.« (Jacoby 1994) Wie anders würden unsere Gesellschaft, unsere Beziehungen, der Schulunterricht, unsere Arbeit aussehen, wenn wir uns mehr daran gewöhnen könnten, die Entdeckung von Fehlern als Gelegenheit zu begrüßen, das Richtige deutlicher zu erkennen, und als Anlass, es beim nächsten Mal anders, besser zu versuchen!

7.2 Angst, Aktivismus und Aggression

Wenn Patienten beginnen, ihr Verhalten zu reflektieren, sind viele überrascht, häufig Angst als entscheidende Emotion ihres Verhaltens zu identifizieren. Dass wir Menschen über die Fähigkeit zur Angst verfügen, gehört zur biologischen Grundausstattung aller Menschen. Angst ist im Grunde hilfreich, schützend. Angst half unseren Vorfahren zu überleben. In einer feindlichen Umwelt waren sie unmittelbarer auf sie angewiesen als wir heute. Sie konnten aber zugleich wesentlich öfter und deutlicher das Abklingen von Angst erleben, wenn sich bei ihren Streifzügen eine mögliche Schlange nur als harmloser Zweig oder ein Eichhörnchen als Ursache gefährlich klingenden Raschelns entpuppte. Das Abklingenlassen von Angst und Panikbereitschaft wird jedoch in unserer heutigen bewegungsarmen und zugleich dauernd angespannten »zivilisierten Welt« immer schwieriger. Wenn wir uns nach der Arbeit durch die Innenstädte quälen, wird es uns kaum gelingen, vorangegangene Überspannung ausreichend abklingen zu lassen. Das Vermögen, Angst auch wieder abklingen zu lassen, ist notwendiger Bestandteil vorausschauenden Handelns. Schon statistisch gesehen ist Abklingen von Angst im Leben öfter gefordert als das Beibehalten von Angst nach Bestätigung berechtigter angstauslösender Gründe. Woran die meisten Menschen leiden, ist die Unfähigkeit zu dieser Beruhigung. Erst wenn wir und unser Nervensystem nicht mehr von Panikbereitschaft besetzt sind, zur Ruhe gekommen sind, sind wir nämlich wieder für neue Aktivitäten bereit.

Angst ist ein emotionaler und biologisch-körperlicher Zustand. Die dem Menschen unmittelbarste Angst ist die Angst zu fallen. Sie gehörte schon zu unseren Vorfahren, als sie noch auf den Bäumen lebten. Mit der Entwicklung des aufrechten Gangs trat die Auseinandersetzung mit dem tragfähigen Boden stärker in die unmittelbare sensomotorische Erfahrungswelt des Menschen. Anders als die unterschiedliche Tragfähigkeit von Ästen erweist sich der Boden als konstant und gleichbleibend tragfähig. Der feste Boden erlaubt eine wesentlich leichtere Option für unser Körperverhalten: Wir können die Tragfähigkeit des Bodens nutzen, um schwere Gegenstände zu tragen, und den Widerstand des Bodens nutzen, um uns leicht dagegen abzuspannen und zu bewegen.

In körperbezogenen Verhaltensübungen, wie sie in diesem Buch vorgeschlagen werden, lässt sich Angst- und Panikbereitschaft leicht identifizieren. Sie erscheint in den Formen des körperlichen Zuviel, als unnötiges Anspannen und Festhalten oder in der Weigerung, sich von der Aufgabe heranholen und fordern zu lassen, in der Neigung auszusteigen oder wütend und aggressiv zu reagieren. Angst-Panik-Bereitschaft und damit zusammenhängender Aktivismus und Aggressionsbereitschaft sind »die drei teuflischen A's« – wie es ein Patient einmal formulierte –, die dem Reagieren, dem Achtsamwerden und dem gelassenen und wachen Funktionieren am meisten entgegenlaufen. Sie zwingen uns in den Machmodus und stören die Erfahrbereitschaft. Dies gilt für alle Variationen dieser Verhaltensweisen. Angst kann nicht nur als Zuvieltun, sondern auch als Vermeidenwollen auftreten. Wir passen dann wie Polizisten auf und werden »vorsichtig statt tastend« (Elsa Gindler in: Haag & Rohloff 2006, 140).

Die Neigung zum Zuvieltun wird von Patienten häufig mit dem Argument »begründet«, Kontaktaufnahme und Beziehung seien zeitraubend und mit der gebotenen Schnelligkeit unseres Berufslebens und Alltags unvereinbar. Sie meinen dabei irrtümlicherweise, dass die notwendige Übergangszeit der Auseinandersetzung in den Probiersituationen, die notwendigerweise durch Verlangsamung und begrenzte Fragestellungen geprägt sind, bereits das Endstadium der Erarbeitung und Entwicklung darstellen, während diese ja zunächst nur der Verständigung und Erarbeitung von Voraussetzungen dienen. Ob es aber erstrebenswert ist, sich Raum und Zeit zu nehmen, um achtsam zu werden und in Kontakt zu kommen, »kann man nur ausprobieren«, wie Heinrich Jacoby seine Antwort auf diese Frage formulierte. Wer es probiert, kann vielleicht entdecken, »dass man, sobald man Kontakt mit den Dingen hat, auf einem anderen Niveau erlebt und lebt und dass sich die Aufgaben leichter und in besserer Qualität bewältigen lassen… Wenn Sie mehr ausprobieren werden, wird Ihnen deutlich werden, dass es die einfachere und unmittelbare Art zu existieren ist, die Sie interessieren könnte.« (Jacoby 1994, 480 f.)

Klarere körperliche Beziehungen erlauben einfacheres Reagieren (siehe oben S. 33 ff.). Dies ist vielen Erwachsenen nicht unmittelbar erlebbar. Im Gegenteil werden klarere Beziehungen, ein Holzhocker statt eines Polsterstuhls, der flache Boden statt einer weichen Couch, eher aversiv und schmerzhaft erlebt. Chronische Schmerzpatienten sind häufig nicht in der Lage, sich schmerzfrei auf einen einigermaßen festen Boden zu legen oder auf einem ungepolsterten Möbel länger zu sitzen. Schmerzen führen reflektorisch zu einer Anspannung der Muskulatur, durch die der Druckpunkt der Auflage entlastet werden soll. Eigentlich könnte sich der Körper am Druckpunkt niederlassen, und zwar schmerzfrei, denn die Knochen des Skeletts sind für Druck weit weniger empfindlich als für muskulären Zug an der Knochenhaut. Gerade solche Muskelzüge werden aber bei Schmerzpatienten bewusst und unbewusst aktiviert. Die reflektorische Fluchtbewegung verursacht letztlich dauerhaft (muskuläre) Schmerzen und verhindert das Niederlassen der Masse auf den Boden. Dieses ist aber notwendig, um den Teufelskreis der Schmerzentstehung zu beenden. Aufgrund der bisherigen leidvollen Geschichte fehlt das Vertrauen, sich gegen die eigenen Befürchtungen gerade da niederzulassen, wo es wehtut. Ermuntert man Schmerzpatienten, diese Zusammenhänge zu studieren, können zugrunde liegende Störungen (Ängste, Panikbereitschaft) identifiziert und erstaunliche Verbesserungen erzielt werden.

B

Probiersituationen und Spiegelsätze, um achtsamer zu werden

»We think too much and feel too little«, heißt es in der Schlussrede des Films »Der große Diktator«. Achtsamkeit ist eine grundlegende Verhaltensoption jedes Menschen. Achtsames Verhalten ist Empfinden und Wahrnehmen zugleich. Achtsamkeit ist so etwas wie die natürliche Brücke zwischen Denken und Fühlen und kann uns helfen, beide Verhaltensmöglichkeiten in uns zu integrieren.

Dieses Buch lädt Sie ein, Ihre Verhaltensmöglichkeiten zu erkunden, die sich ergeben, wenn Sie Ihre angeborene Fähigkeit, achtsam zu sein, ins Spiel bringen. Die Probiersituationen entsprechen thematisch und in ihrer Fragerichtung anfänglichen Situationen und ersten Möglichkeiten aus der Arbeit von Heinrich Jacoby und Elsa Gindler. In diesen wird derart gefragt, dass wir durch Erforschung und Erprobung unsere eigenen Fähigkeiten klären können, uns leichter und angenehmer, letztlich uns selbst zu realisieren. Die Arbeit Heinrich Jacobys und Elsa Gindlers geht wie die Körperverhaltenstherapie davon aus, dass wir Menschen biologisch so ausgestattet sind, dass wir zur adäquateren Bewältigung von Aufgaben nur die Qualitäten unseres Seins wahrzunehmen brauchen. Die menschlichen Grundfähigkeiten von Achtsamkeit, des Vergleichens und Unterscheidens wie des Erlebens von Qualitäten erlauben eine deutlichere und bewusste Kontaktnahme mit den Dingen und Aufgaben. Wir können bei ihrer Bewältigung unsere Bedürfnisse ernster nehmen und kommen zugleich auch in Kontakt mit uns. Diesen Orientierungen folgend können wir klären, wie wir lebendiger werden können.

Praktische Hinweise

In den folgenden Versuchen werden Möglichkeiten vorgeschlagen, Empfindungen bewusst wahrzunehmen. Die Probiersituationen sind keine Übungen im Sinne von täglichem »Training«. Es darf aber gerne zur Gewohnheit werden, sich in ihnen zu erfahren und dadurch Lernprozesse bei sich selbst zu erleichtern. Beachten Sie, liebe Leserin und lieber Leser, dass Probieren erst durch Unvoreingenommenheit ermöglicht wird. Erwarten Sie nichts Bestimmtes, probieren Sie, lassen Sie sich überraschen, forschen und genießen Sie. Tun Sie in den Probiersituationen (und natürlich auch sonst im Leben) nichts, was Ihnen irgendeine Art von Unbehagen verursacht. Vermeiden Sie Schmerzen. Bleiben Sie möglichst immer innerhalb der Grenzen Ihrer gegenwärtigen Möglichkeiten, in einem »grünen Bereich« ohne jegliche Missempfindungen. Versuchen Sie, sich nicht darin zu »verbeißen«, die vorgeschlagenen Versuche »richtig« zu machen. Immer wieder, wenn Sie aus Übereifer fest und starr werden, legen Sie eine Pause ein. Geben Sie sich dadurch die Möglichkeit, auftretende Haltearbeit wieder abklingen zu lassen. Warten Sie, bis z. B. festgehaltene Atmung sich wieder ungestörter vollziehen kann. Lösen Sie Ihre Gliedmaßen oder lassen Sie auftretende Haltearbeit im Rumpf wieder abklingen. Erleben Sie die Veränderungen in Ihrem Körper mit. Fahren Sie erst dann fort, wenn Sie wieder bereit geworden sind zum weiteren Probieren. Machen Sie es im Zweifelsfall auch einmal »nicht so richtig«, aber nehmen Sie die Empfindungen eines solchen Vorgangs gelassen und mit Humor zur Kenntnis. Gönnen Sie sich immer wieder eine Pause, doch bleiben Sie »bei der Sache«. Beobachten Sie gelassen, wie sich bewusste Erfahrungen in Ihnen auswirken wollen.

Es ist schwierig, Probiersituationen mit dem Buch in der Hand durchzuführen. Nehmen Sie sich deshalb Zeit, die Anweisungen einer Probiersituation zunächst einmal in Ruhe zu lesen. Gönnen Sie sich bereits beim Lesen, die Empfindungen zu erleben, die sich später beim wirklichen Probieren ähnlich oder noch interessanter, als schon einmal erfahren, einstellen mögen. Im Idealfall sind Sie beim Probieren so gelassen, dass Sie durchaus abschnittsweise vorgehen können; also einmal einen Abschnitt lesen, um dann entsprechend zu erproben. Hetzen Sie nicht durch die »Übung«. Man kann und darf auch gerne länger bei einer Fragestellung verbleiben. Vielleicht gibt es noch etwas anderes zu erfahren. Nehmen Sie die Formulierungen der Probiersituationen als Anregungen und Einladungen für eigene Forschungsarbeit. Folgen Sie eher dem, was angenehm ist und was Sie interessiert, als den Fragen des Buches. Notieren Sie sich Ihre Beobachtungen.

Eine andere Möglichkeit besteht darin, den Text auf einen Tonträger (Tonband, Minidisk oder CD) zu sprechen und später der Wiedergabe zu folgen. Dabei sollten Sie durch lange Pausen im Sprechen Zeit und Raum für Entwicklungen zulassen. Sollten Sie einmal an einer Gruppenarbeit teilgenommen haben, wie sie in diesem Buch geschildert wird, erleichtert dies die Vorstellung, wie viel Ruhe und Gelassenheit notwendig und hilfreich sind. Die dem Buch beigefügte CD vermittelt eine Vorstellung davon. Praktisch kann sein, den Text auf Tonträger zu sprechen und die Wiedergabe abschnittsweise durch eine Fernbedienung zu starten und zu stoppen.

Viele Menschen haben merkwürdige Ansichten von bequemer Lage. Sehr häufig legen sie sich auch in Rückenlage etwas unter den Kopf. Dies kann berechtigt sein, wenn dadurch verhindert wird, dass im Rumpf und Hals unnötige Spannung entsteht, die zumeist Ergebnis einer Einsteifung des oberen Rumpfes in aufrechten Positionen ist. Nachteil einer Kopflagerung ist jedoch, dass sie auch dann von den Betreffenden noch toleriert wird, wenn sie eigentlich nicht mehr notwendig ist. Dies ist in der Regel schon nach wenigen Minuten Liegen der Fall. Selbst bei Patienten mit Verknöcherungen der Wirbelsäule, sogenannten Bechterew-Patienten, besteht nach kurzer Zeit nicht mehr das Bedürfnis nach einer so hohen Kopfunterstützung wie zu Beginn der Rückenlage. Legen Sie deshalb etwas unter Ihren Kopf, das sie mit wenig Aufwand erniedrigen können. Dazu eignen sich übereinander gelegte 0,5 bis 1 cm dicke Taschenbücher oder ein gefaltetes Handtuch, das Sie leicht mit einer Handbewegung niedriger machen können. Beachten Sie die Beziehung zwischen Ihrem Kinn und dem Rumpf. Spätestens wenn Sie sich zwischen Kinn und Brustbein beengt fühlen, sollten Sie Ihre Kopfunterlage erniedrigen oder ganz wegziehen. Spricht man Patienten in der Gruppenarbeit auf dieses Thema an, seufzen sie häufig vor Erleichterung, wenn sie ihren Kopf endlich flacher lagern. Bald werden Sie in Rückenlage keine höhere Unterlage benötigen als notwendig, aber hetzen Sie nicht bei der Umsetzung. Was Sie als bequem empfinden, gilt es im Laufe der Arbeit immer wieder zu überprüfen. Es wird sich verändern.

Auf keinen Fall sollten Sie Ihren Nacken auspolstern. Die Halswirbel können in einer gepolsterten Schale nicht frei reagieren. Wenn Sie in Seitenlage anfänglich ebenfalls immer wieder eine Unterlage für den Kopf benötigen, kann es auf Dauer interessant werden, dahinterzukommen, warum der Hals noch so eingezogen ist, dass der Kopf nicht auf dem flachen Boden ruhen kann.

Ihre Kleidung sollte bequem und ausreichend wärmend sein. Häufig kommt es bei den Übungen zu einer Entspannungsreaktion, in der Sie dann gegenüber Kälte empfindlicher werden. Schuhe, Gürtel und Brille sollten abgelegt sein.

Die Themen der Probiersituationen können und sollen auf Dauer persönlich variiert und mit eigenen Fragen und Erfahrungen verknüpft werden. Ein Grundthema, das sich in den Versuchen immer wieder stellt, sind persönliche Verhaltenstendenzen, die uns bei dieser Art von Untersuchung begegnen. Häufig ist es innere Unruhe und die oft leidvolle Erfahrung von Panikbereitschaft, die sich dem Bewusstsein aufdrängen. Eine mögliche Unterstützung kann es bei der Auseinandersetzung damit werden, sich in den Probiersituationen immer wieder einmal mit geschlossenen Augen zu erleben. Die Aufgabe: »Lassen Sie die Augen zugehen, wenn die Lider bereit sind, sich zu schließen«, bedeutet: »Können die Augen stiller werden?« Die Augen sind eine Möglichkeit, an ihnen den eigenen Zustand abzulesen. Kann ich »dem Zustand« Raum in mir geben, der es erlaubt, dass sich die Lider schließen; kann ich stiller werden? Dieser Zustand stellt sich ja nicht automatisch ein, wenn wir die Augenlider zuklappen. Es kann deshalb immer wieder hilfreich und interessant sein, die Augen zugehen und still werden zu lassen. Vielleicht wird uns dabei auch spürbar, wie stark Sehen unseren Alltag dominiert. Welche Funktion haben die Augen in unserem Alltagsverhalten? Warum ist es so anders, wenn wir auf einem Bein mit geschlossenen oder offenen

Augen stehen? In Rückenlage eignet sich ein (wie eine Krawatte) gefaltetes Tuch, um die Augen abzudecken. Eine der Probiersituationen (Nr. 16) thematisiert das Gestütztsein der Arme auf dem Boden mit den Handinnenflächen (Palmarfläche) über den Augen.

Der Text der folgenden Probiersituationen stellt nur ein Gerüst möglicher Anregungen dar. Auf keinen Fall geht es in ihnen lediglich um die Realisierung eines mechanisch aufzufassenden Ideals von Körperbewegung, Muskulatur oder Skelett. Vielmehr kann eine Probiersituation gänzlich unter einer persönlichen oder unter einer der Fragestellungen stehen, wie sie (in zufälliger Reihenfolge) in den »Spiegelsätzen« formuliert wurde. Bei den »Spiegelsätzen« handelt es sich um Anregungen zu achtsamerem Sein. Die Reflexionen und Merksätze haben sich, an einen Spiegel geheftet, bei manchen im wahrsten Sinn des Wortes als Spiegel des eigenen Zustands, als Erinnerung, achtsam zu werden, bewährt. Oft waren sie das Ergebnis längerer Auseinandersetzung mit einer Frage. Deshalb kann man den einen oder anderen Zettel ruhig an den Spiegel stecken und sich durch ihn immer wieder anregen, interessieren und heranholen lassen.

1 Liegen auf dem Boden, Qualität des Liegens wahrnehmen, Verbesserungsmöglichkeiten empfinden, darauf reagieren, Boden als tragend empfinden und sich tragen lassen

Suchen Sie einen Raum auf, in dem Sie ungestört sind. Der Boden, auf dem Sie liegen wollen, sollte angenehm, nicht zu warm oder kalt sein. Vielleicht auf einer Decke oder Matte, die Sie mögen. Es kann auch angenehm sein, wenn Sie unter Ihren Kopf ein Tuch legen, das Ihnen gefällt. Der Boden sollte eher fest und deutlich sein. Sie werden sich rasch daran gewöhnen. Vergessen Sie nicht die kleine Regel: nichts zu tun, was Ihnen unangenehm ist oder sogar Schmerzen bereitet.

Kommen Sie zum Liegen auf dem Rücken, sodass es bequem ist. Vielleicht können die Arme seitlich neben dem Rumpf zum Liegen kommen, die Beine lang werden. Lassen Sie sich Zeit, allmählich anzukommen. Liegen Sie bequem? Gibt es im Körper Signale, die Ihnen sagen, dass Sie vielleicht hier oder dort noch mehr zum Liegen kommen wollen? Wie ist die Qualität Ihrer Lage, Ihres Soseins? Erlauben Sie es, wenn sich ein Bein noch mehr legen will oder wenn die Arme in einem bequemeren Winkel zum Rumpf zum Liegen kommen wollen. Benötigen Sie dazu etwas unter dem Kopf? Oder behindert Sie Ihre Kopfunterlage dabei, angenehm zu liegen? Wie ist die Beziehung zwischen Ihrem Kinn und dem Rumpf? Können Sie frei und leicht atmen? Möchte der Hals noch mehr Raum bekommen?

Wie begegnet Ihnen der Boden? Boden trägt uns. Empfinden Sie ihn als tragend? Können Sie Ihre Körperlast auf dem Boden ankommen lassen? Wo spüren Sie Berührung mit dem Boden? Wirkt es sich aus, wenn Sie hier oder dort beginnen, sich mehr und mehr tragen zu lassen?

Gönnen Sie sich immer wieder auch eine Pause, aber bleiben Sie in der Situation. Lassen Sie sich Zeit, bis Sie wieder weiter versuchen möchten.

Stellen Sie einmal beide Füße auf, da, wo es bequem ist. Was hat sich dabei für die Auflage Ihres Rückens verändert? Müssen Sie die Beine halten oder können sie unter den Füßen und unter dem Becken vom Boden gestützt werden, sodass Sie die Beine nicht festhalten müssen? Gibt es eine Tendenz der aufgestellten Beine, gegeneinander- oder auseinanderzustreben? Lassen Sie die Beine wieder lang werden. Können Sie noch eindeutiger liegend mit langen Beinen werden? Möchten die Fersen vielleicht noch ein wenig »länger« werden und mehr zum Liegen kommen? Lassen Sie sich tragen? Wo möchte sich der Boden noch auswirken? Unterscheidet sich Ihr Liegen jetzt von dem zu Beginn? Was fällt Ihnen auf …?

Es darf mir unter allen Umständen wohler werden!
Auch in schwierigen Situationen darf ich darauf achten, dass es mir gut geht, dass es mir zumindest etwas wohler wird. Eine Verbesserung meines Zustands dient auch einer zweckmäßigeren Lösung der Probleme, mit denen ich zu tun habe.

2 Liegend auf dem Boden ein Bein anziehen und den Widerstand des Bodens nutzen

Ziehen Sie ein paar Mal in Rückenlage mit langen Beinen ein Bein so an, dass der Fuß zum Stehen kommt.

Beginnen Sie, während Sie dies tun, sich für die Qualität der Bewegung zu interessieren. Wie fühlt es sich an? Wie vollzieht sich die Bewegung?

Bleiben Sie im Folgenden bei der Untersuchung der Bewegung dieses einen Beines. Reduzieren Sie die Bewegung auf den allerersten Moment. Können Sie schon zu Beginn erkennen, wie Sie die Bewegung weiter ausführen werden?

Ist Ihnen der Boden nützlich dafür? Wo wird Ihnen der Boden bereits zu Beginn deutlich?

Vermeiden Sie Anstrengung. Können Sie den Widerstand des Bodens unter der Ferse nutzen? Begegnet Ihnen der Widerstand unter der Beckenhälfte auf der gleichen Seite? Ist Ihnen der Boden auch hilfreich unter dem gesamten Becken, unter dem Rücken, unter dem Kopf, unter dem anderen Bein?

Bleiben Sie für einige Versuche bei dieser Frage: Können Sie den Widerstand unter der gleichseitigen Beckenhälfte nutzen, wenn Sie das Bein anziehen?

Versuchen Sie, den Widerstand unter der Beckenhälfte nicht aufzugeben, wenn Sie das Bein wieder lang werden und zum Liegen kommen lassen.

Können Sie die Bewegung in den folgenden Versuchen immer noch langsamer ausführen und den Boden noch deutlicher dabei nutzen?

Wie ist es im ersten Beginn der Bewegung? Können Sie auch den Boden unter der Ferse nutzen? Können Sie ihn vielleicht sogar nutzen, wenn die Ferse über den Boden gleitet? Geben Sie immer wieder Anstrengung oder Überspannung auf, wenn sie Ihnen bewusst wird.

Kann Ihnen bewusst werden, dass Sie, wenn Sie den Boden nutzen, nach und nach weniger Arbeit zum Bewegen des Beines benötigen? Wird deutlich, dass die muskuläre Arbeit, das Bein in den Gelenken zu beugen, leichter wird, wenn Sie die Tragearbeit dem Boden überlassen?

Können Sie die Masse des Beins im Langwerden immer mehr der Tragfähigkeit des Bodens überlassen, das Bein »ein liegendes« werden lassen? Möchte auch die Ferse im Liegen noch ein wenig mehr aus der Wade heraus lang werden und mehr zum Liegen kommen?

Vergleichen Sie die Qualität des Liegens zwischen dem rechten und dem linken Bein. Empfinden Sie Unterschiede zwischen dem Bein, mit dem Sie sich bewegt haben, und dem anderen Bein?

Kommen Sie zum Stehen. Wirkt sich auch im Stehen aus, was Sie zuvor probiert haben? Es braucht etwas Zeit, damit das spürbar werden kann. Vergleichen Sie eine Körperhälfte mit der anderen. Wie steht es sich auf der Seite des Beins, mit dem Sie probiert haben, wie auf der anderen?

Wenn Sie mögen, probieren Sie jetzt oder später mit dem anderen Bein …

»Wohler« heißt körperlich: »weiter, leichter«.
Empfinde ich in Teilen meines Körpers Spannung (z. B. zwischen den Schulterblättern oder in den Beinen), dann darf es dort muskulär gelöster, leichter und räumlich weiter werden.

3 Eine Beckenhälfte ablüften und der Schwerkraft folgend zum Liegen kommen, Auswirkungen studieren

Legen Sie sich auf den Rücken. Wie begegnen Sie dem Boden heute? Was kann er Ihnen über Ihre Befindlichkeit sagen, über die Art Ihrer Körperspannung und Ihrer Körperorganisation? Ist es »wie immer« oder doch wieder etwas anders?

Wie liegen die Beine in Kontakt mit dem Boden, die Fersen, die rechte Wade und wie die linke? Wie liegt das Becken auf dem Boden auf? Liegt das Becken auf einer Seite satter in Kontakt mit dem Boden als auf der anderen Seite?

Wie ist der Rücken zum Liegen gekommen? Der Kopf? Reagieren Sie, soweit möglich, wenn Sie etwas angenehmer liegen wollen.

Wie ist die Beziehung des rechten Beins zum Becken, wie die des linken Beins? Wie empfinden Sie den Übergang vom Becken zum Rumpf?

Im Folgenden geht es um die Lage einer Beckenhälfte. Welche interessiert Sie mehr, die rechte oder linke?

Stellen Sie das Bein auf der Seite, mit der Sie probieren wollen, auf. Nutzen Sie den Widerstand des Bodens unter dem Fuß, um Ihr Becken so in Bewegung zu bringen, dass sich die Beckenhälfte auf der gleichen Seite leicht abhebt – vielleicht nur ganz wenig, sodass gerade ein Blatt Papier zwischen Becken und Boden hindurchpasst. Versuchen Sie, das Becken so langsam zum Boden zurücksinken zu lassen, dass Sie empfinden können, wie die Schwerkraft das Gewebe zum Boden kommen lässt. Anders ausgedrückt: Können Sie es der Schwerkraft überlassen, das Gesäß, die Beckenhälfte, das Gewebe zum Boden kommen zu lassen?

Können Sie beim nächsten Versuch noch deutlicher den Zug der Schwerkraft empfinden und ihm vielleicht noch langsamer und klarer folgen?

Will sich dieser Vorgang weiter auswirken, auch im Oberschenkel, im Bein, im Rücken? Wo noch?

Machen Sie eine Pause. Wenn es Ihnen so angenehmer ist, lassen Sie das Bein wieder lang werden und auch zum Liegen kommen.

Wenn Sie bereit sind, probieren Sie einige Male erneut. Können Sie den Versuch so langsam und ruhig gestalten, dass er ein Angebot an Ihren Körper wird, auf die Schwerkraft zu reagieren?

Interessieren Sie die Auswirkungen dieses Vorgangs?

Lassen Sie das Bein wieder lang zum Liegen kommen. Achten Sie darauf, dass Ihre Ferse nicht durch den Reibungswiderstand der Unterlage gestaucht wird. Vielleicht möchte sie noch etwas mehr lang zum Liegen kommen.

Vergleichen Sie: Wie liegt das Becken auf der einen, wie auf der anderen Seite? Gibt es Unterschiede festzustellen zwischen dem rechten und dem linken Bein, der rechten und linken Rumpfhälfte? Wie fühlt sich der Übergang vom Bein zum Becken und vom Becken zum Rumpf auf der einen wie auf der anderen Seite an?

Jede körperliche Situation darf sich angenehm auswirken dürfen!
Im Liegen, Sitzen oder Stehen darf sich der Kontakt zum Boden, zur Sitzfläche oder zur Lehne angenehm auf mich auswirken. Kann ich die Last meines Körpers vom Boden tragen lassen; darf sich das auch belebend auswirken?

4 Das im Liegen aufgestellte Bein vom Boden stützen lassen

Bieten Sie einer Beckenhälfte und einem Bein dasselbe an wie im vorhergehenden Versuch. Lassen Sie eine Beckenhälfte »durch die Schwerkraft« zum Liegen kommen.

Spüren Sie, ob das aufgestellte Bein dadurch mehr zum Stehen kommt. Oder müssen Sie es noch halten, damit es nicht nach innen oder außen kippt? Können Sie die muskuläre Arbeit im Ober- und Unterschenkel reduzieren? Falls Sie das aufgestellte Bein noch muskulär halten müssen, damit es nicht kippt, prüfen Sie, ob es einen günstigeren Platz für den Fuß gibt. Vielleicht haben Sie das Bein etwas zu sehr nach außen oder innen aufgestellt. Eventuell sind es kleinste Veränderungen in der Stellung des Fußes oder im Winkel unter dem Knie, die helfen können, dass das Bein schon etwas selbstverständlicher und mit weniger muskulärer Haltearbeit aufgestellt sein kann.

Versuchen Sie, den Boden unter dem Becken zu nutzen, wenn Sie den Fuß und das Bein ein wenig vom Boden ablüften und wieder seinen Platz finden lassen. Können Sie die Last des Beins noch mehr als zuvor am Boden ankommen und von ihm tragen lassen?

Lüften Sie noch einmal wie im vorhergehenden Versuch die Beckenhälfte leicht ab und lassen Sie die Masse des Beins und des Rumpfes wieder zum Boden kommen. Können Sie die Masse des Beins vom Boden, die des Oberschenkels vom Becken und Boden darunter tragen lassen?

Vergrößern Sie den Winkel zwischen Unter- und Oberschenkel im Kniegelenk ein wenig, indem Sie den Fuß mit den Zehen einen Zentimeter weiter in Richtung Langwerden des Beins rutschen lassen. Wie ist es in dieser etwas veränderten Position? Ist wieder muskuläre Anstrengung aufgetreten? Können Sie unnötig angespannte Muskulatur wieder entspannen, die Haltearbeit reduzieren und die Last des Beins wieder selbstverständlicher vom Boden tragen lassen?

Lassen Sie das Bein wieder lang zum Liegen kommen. Lassen Sie sich in dieser Situation Zeit. Welche Empfindungen werden Ihnen im Bein, mit dem Sie probiert haben, deutlich? Vergleichen Sie diese mit den Empfindungen im anderen Bein. Wo will sich das, was Sie erlebt haben und jetzt erleben, noch auswirken?

Wiederholen Sie den Versuch noch einmal mit dem gleichen Bein, wenn Sie dazu bereit geworden sind. Es lohnt sich, bei einer Seite zu bleiben, um Veränderungen deutlicher unterscheiden zu können.

Überprüfen Sie mögliche Auswirkungen auch im Stehen oder im Gehen.

Was ist da los?
Kann ich an ein Problem, eine verwickelte Situation, ein schwieriges Gespräch offen herangehen? Neue Herausforderungen brauchen vielleicht auch neue Lösungen. Kann ich durch die Frage »Was ist da los?« genügend Abstand gewinnen und durch einen offeneren Blick andere wichtige Aspekte wahrnehmen?

5 Ein Bein mit der Schwerkraft zum Liegen kommen lassen

Stellen Sie in Rückenlage einen Fuß und das Bein auf und greifen Sie dabei auf Aspekte und Erfahrungen der vorangegangenen drei Versuche zurück. Wiederholen Sie die eine oder andere Anregung so, dass Sie das aufgestellte Bein immer selbstverständlicher vom Boden tragen und gestützt sein lassen können.

Können Sie spüren, dass die Schwerkraft auf die ganze Masse des aufgestellten Beins wirkt? Schwerkraft zieht immer senkrecht. Spüren Sie, wie sich dieser Zug auswirken will, wenn Sie das Bein – wie in der vorhergehenden Untersuchung – ein klein wenig mehr lang werden lassen?

Darf der Zug sich auf das ganze Bein und auf Ihren ganzen Körper auswirken?

Versuchen Sie, dem Zug zu folgen, wenn Sie das Bein allmählich länger und mehr in Richtung des Liegens kommen lassen. Verändern sich die Möglichkeiten, den Boden zu nutzen? Können Sie im letzten Abschnitt des Langwerdens den Boden noch so nutzen, dass das Bein nicht fällt, die Masse des Beins aber doch noch der Schwerkraft folgend sich legen kann?

Wie wenig braucht etwas?
Ich kann Kräfte sparen, wenn ich das tue, was die Aufgabe verlangt. Ob ich gehe, spreche, höre, handle: wie wenig/was braucht es wirklich?

6 Im Liegen einen Unterarm gegen die Schwerkraft ziehen und den Boden nutzen

Kommen Sie zum Liegen auf dem Rücken. Reagieren Sie auf Wünsche Ihres Körpers, wenn Sie bequemer liegen möchten.

Empfinden Sie, wie Sie sich vom Boden tragen lassen. Ist es heute angenehmer für Sie, die Beine lang zu lassen oder aufzustellen?

Kann sich der Rumpf auf dem Boden niederlassen? Begegnet Ihnen Atmung? Wie liegen die Arme auf? Gibt es Unterschiede rechts und links?

Spüren Sie, ob Ihre Handflächen zum Boden, zum Körper oder zur Zimmerdecke zeigen? Versuchen Sie, den gesamten Arm so zu legen, dass die Handinnenflächen als Resultat der Lage des ganzen Armes mehr zum Boden hin orientiert sind.

Wo empfinden Sie, dass die Masse Ihrer Arme direkt vom Boden gestützt wird?

Welcher Arm kommt mehr in den Vordergrund Ihres Erlebens? Entscheiden Sie sich im Folgenden für diesen Arm.

Versuchen Sie, den Zug der Schwerkraft auf den Unterarm zu spüren. Beginnen Sie in kleinsten Ansätzen, die Last des Unterarms so vom Boden wegzuziehen, dass der Ellenbogen im Kontakt mit dem Boden bleibt und Sie den Boden unter dem Ellenbogen nutzen.

Versuchen Sie, mit dem nötigen Aufwand der Last zu entsprechen, die Sie empfinden. Es kann immer deutlicher werden, wie viel bzw. wie wenig es braucht, die Last des Unterarms gegen den Zug der Schwerkraft zu ziehen. Wenn Sie zu viel Aufwand betreiben – und sei es nur ein Bruchteil zu viel –, wird Ihnen der Zug der Schwerkraft nicht deutlich. Überprüfen Sie, ob Sie unbewusst auch vielleicht in der Hand arbeiten? Wenn Sie nur die Last des Unterarms ziehen, wird sich die Hand im Handgelenk beugen und nicht gestreckt sein.

Reduzieren Sie den Aufwand einmal so weit, dass Sie zu wenig einsetzen, um den Unterarm vom Boden wegzuziehen. Nähern Sie sich dem, was es braucht, von dieser Seite her.

Beginnen Sie allmählich, die Last des Unterarms weiter gegen den Zug der Schwerkraft vom Boden wegzuziehen. Verändert sich die Empfindung der Last?

Wenn Sie den Unterarm so weit weggezogen haben, dass er mit der Längsachse der Unterarmknochen senkrecht zur Zimmerdecke zeigt, prüfen Sie noch einmal, ob Sie alle Arbeit in der Hand reduziert haben. Die Hand hängt dann im Handgelenk, die Finger zeigen etwa in Richtung Bauch, Unterbauch oder Leiste. – Wer trägt in dieser Anordnung das Gewicht des Unterarms? Können Sie die Last vom Boden unter dem Ellenbogen tragen lassen? Setzen Sie nicht mehr Muskelkraft ein, als nötig ist, um die Anordnung zu erhalten, während die Last allein vom Boden unter dem Ellenbogen getragen wird.

Beginnen Sie, den Unterarm allmählich wieder ganz zum Liegen kommen zu lassen. Versuchen Sie dabei, die Stützmöglichkeit durch den Boden unter dem Ellenbogen weiter zu nutzen, auch wenn der Winkel zwischen Unterarm und Boden kleiner wird. Können Sie den Boden nutzen und die muskuläre Arbeit dem, was nötig ist, anpassen?

Untersuchen Sie nochmals Teile des gesamten Vorganges vom Aufnehmen der Last bis zum Wiederablegen, die Sie interessieren …

> **Bin ich offen für das, was ich tue (z. B. Liegen, Sitzen, Stehen, Hören, Sprechen o. Ä.)?** Dürfen mich Aufgaben interessieren und heranholen?

7 Arm in Rückenlage gegen die Schwerkraft ziehen, aufrichten, den Boden nutzen und balancieren

Legen Sie sich in Rückenlage auf den Boden. Nehmen Sie wahr, dass der Boden Sie trägt und ob Sie sich tragen lassen. Wie empfinden Sie die Situation im Schultergürtel und in den Armen? Liegen Sie bequem? Verändern Sie sich, wenn Sie Verbesserungsbedarf spüren. Was ist der Unterschied zwischen der jetzt entstandenen Lage und zuvor?

Wie liegen die Arme? Gibt es einen Unterschied in Empfindung und Art der Lage zwischen rechtem und linkem Arm? Wie groß ist der Winkel von Arm und Rumpf auf der einen wie auf der anderen Seite? Wie liegen die Hände? Zeigt eine Handinnenfläche mehr zum Boden, zum Körper oder zur Zimmerdecke als die andere? Erscheint ein Arm mehr in sich gedreht als der andere? Wie liegen die Schulterblätter rechts und links auf dem Boden? Liegt ein Schulterblatt satter auf? Möchten Sie etwas an Ihrer Lage verändern, so tun Sie es.

Wählen Sie einen Arm aus, mit dem Sie sich bewegen wollen. Die Handinnenfläche sollte diesmal eher zur Zimmerdecke zeigen. Tut sie das zunächst nicht, so verändern Sie den Winkel zwischen Arm und Rumpf. Welchem Winkel, d.h. welcher Beziehung von Arm und Rumpf, entspricht am ehesten, dass die Handinnenfläche zur Zimmerdecke zeigt?

Wo berührt der Arm, mit dem Sie sich bewegen wollen, den Boden? Wo ist er vom Boden getragen? Nutzen Sie den Boden, wenn Sie nun beginnen, den Arm aufzurichten. Ziehen Sie zunächst die Hand gegen die Schwerkraft. Können Sie den Boden unter dem Unterarm als Widerstand nutzen, um die Last zu ziehen? Wo wird Ihnen noch weiter Boden deutlich?

Ziehen Sie nun auch den Unterarm gegen den Zug der Schwerkraft. Welche Richtung nehmen Finger, Hand und Unterarm, wenn Sie den Unterarm auf diese Weise vom Boden wegziehen? Können Sie den Boden unter dem Ellenbogen nutzen, wenn Sie die Last von Hand und Unterarm vom Boden wegzuziehen beginnen? Spielen Sie ein wenig mit der Last. Ist die Last immer gleich, je nachdem, wie groß der Winkel des Unterarms zum Boden ist? Wer trägt die Last, wenn der Unterarm aufgerichtet ist und seine Längsachse zur Zimmerdecke weist? Wie viel muskuläre Arbeit reicht aus, damit in dieser Situation die Anordnung erhalten bleibt, während der Boden den Unterarm stützt? Probieren Sie, ob es leichter ist, den Arm weniger in den Gelenken zu strecken und steif zu machen, um die Masse des Arms deutlicher zu empfinden.

Beginnen Sie jetzt, auch den Oberarm zusammen mit der Last des ganzen Armes gegen den Zug der Schwerkraft zu ziehen. Wo wird Ihnen der Widerstand zum Boden deutlich, den Sie nutzen können? Können Sie, wenn der Arm lang geworden ist, die Last des Armes, gestützt vom

Boden unter der Schulter und unter dem Rumpf, ein wenig wägen, mit Gleichgewicht und beginnendem Ungleichgewicht spielen? Welche Unterschiede für die Empfindung der Last resultieren daraus, je nachdem, wie unterschiedlich Sie den Arm in den Gelenken strecken oder beugen? Verändert sich die Empfindung von der Last, je nachdem, wie die einzelnen Glieder des Armes angeordnet sind? Wann wird Ihnen der Zug der Schwerkraft deutlicher?

Beginnen Sie, den Arm wieder dem Zug der Schwerkraft folgend zum Liegen kommen zu lassen. Können Sie dabei das Gestütztwerden durch den Boden unter den Schultern, später unter dem Oberarm, dem Ellenbogen und dann unter Teilen des Unterarms nutzen, sodass Sie jeweils nur die Kraft brauchen, die notwendig ist, dem Zug der Schwerkraft zu folgen, während der Boden die Tragearbeit übernimmt?

Lassen Sie Ihren Arm auf diese Weise zum Liegen kommen. Wie wirkt sich dieser Versuch auf den Arm, den Rumpf, den ganzen Körper und Ihren Zustand aus?

Wann bin ich so weit?
Häufig springen wir von einer Aktivität zur anderen und beenden die eine Handlung dadurch, dass wir Neues bereits angefangen haben. Kann ich mir vor einer neuen Handlung etwas Zeit gönnen, dafür bereit zu werden?

8 Stehen und vom Boden gestützt werden

Kommen Sie zum Stehen auf festem Boden, also nicht auf einer zu weichen Unterlage. Die Füße sollten etwa eine Handbreit auseinander unter dem Becken stehen, die Fußspitzen parallel nach vorne zeigen. Diese Haltung schafft klarere Bedingungen für das Studium, wie sich der Körper über den Füßen organisieren will. (Wenn Sie mit dieser Situation vertrauter geworden sind, wird es interessant sein, einmal den Unterschied dieser Ausgangssituation gegenüber Ihrem gewohnten – meist breiteren – Stehen zu erforschen.)

Empfinden Sie die Berührung Ihrer Füße mit dem Boden. Stehen Sie auf dem ganzen Fuß oder mehr auf den Fersen oder auf dem Vorderfuß? Es ist sinnvoll, sich beim Stehen so zu organisieren, dass Sie der ganze Fuß stützen kann.

Können sich auch die Füße auf dem Boden niederlassen und von ihm getragen werden? Können sich die Unterschenkelknochen auf den Fuß stützen und balancieren? Übertragen die Sprunggelenke die Masse des Körpers darüber auf die Füße?

Spielen Sie ein wenig mit den Teilen Ihres Körpers über den Füßen. Wo empfinden Sie Anspannung? Kann sich Spannung z. B. im Gesäß oder im Schultergürtel lösen? Wie wirkt sich dies aus?

Kann sich das Becken auf den Beinen niederlassen? Wie steht es? Lassen Sie zu, dass sich auch der Rumpf auf dem Becken niederlässt.

Empfinden Sie Anspannung zwischen den Schulterblättern? Halten Sie die Schultern oder können diese auch vom Rumpf gestützt werden?

Spüren Sie, dass auch der Kopf vom Körper darunter getragen werden kann.

Gehen Sie ein paar Schritte und kommen Sie dann wieder zum Stehen. Lassen Sie sich vom Boden stützen.

Sich wieder interessieren für leicht und schwer, dunkel und hell, für dumpf und klingend.

9 Den Körper als Masse erfahren, sich tragen lassen: Kopf, Schultern, Kopf und Rumpf über den Füßen

Greifen Sie auf Fragen der vorhergehenden Untersuchung zurück, um wieder vom Boden gestützt zu stehen.

Spielen Sie mit der Masse Ihres Körpers ein wenig innerhalb des Bereichs, in dem Sie sich noch gestützt fühlen. Vielleicht kann Ihnen dadurch deutlicher werden, dass es nicht eine bestimmte Haltung ist, die es zum Stehen braucht, sondern die Bereitschaft, sich tragen zu lassen.

Wie groß ist der Freiraum, in dem Sie mit dem Kopf balancieren können, ohne den Bodenkontakt, die Empfindung des Gestütztwerdens vom Boden zu verlieren? Bleiben Sie im Körper so frei, dass Sie den tragenden Boden bis zum Kopf spüren können.

Lassen Sie den Kopf ein wenig nach vorne sinken und von der Schwerkraft anziehen. Können Sie den Zug der Schwerkraft z. B. in den Augen, den Wangen, im Mund empfinden?

Spielen Sie mit Ihrer Masse in kleinen Bewegungen: Lassen Sie den Kopf nach vorne ein wenig dem Zug der Schwerkraft folgen und ziehen Sie die Masse des Kopfes wieder zurück auf »die Säule« Ihres aufgerichteten Körpers. Wie wirken sich solche Veränderungen aus?

Ziehen Sie eine Schulter ein klein wenig nach oben in Richtung Zimmerdecke. Erlauben Sie der Schulter dann, auf den Zug der Schwerkraft zu reagieren und dem Zug der Schwerkraft folgend ihren Platz zu finden, bis sie über Skelett und Rumpf vom Boden gestützt wird. Folgen Sie den Empfindungen auch im Rumpf. Wo wirkt sich dieser Versuch noch aus? Z. B. im Hals, im Rumpf, im Becken?

Wiederholen Sie das Ganze noch einmal mit derselben Schulter. Vielleicht »lüften« Sie die Schulter nur halb so weit in Richtung Zimmerdecke, um sie noch allmählicher sich niederlegen zu lassen. Vergleichen Sie beide Schultern. Wenn Sie mögen, bieten Sie Ihrer anderen Schulter dasselbe an.

Bewegen Sie Kopf und Rumpf zusammen über dem Becken ein wenig nach vorne. Wie wirkt sich das auf Ihr Becken, die Beine und die Füße aus? Spielen Sie ein wenig mit der Masse von Kopf und Rumpf, die sie einmal nach vorne, dann etwas nach hinten bewegen. Empfinden Sie dabei weiter das Gestütztsein vom Boden?

Balancieren Sie mit Ihrem ganzen Körper über den Fußgelenken. Ist empfindbar, wie sich das Balancieren auch in den zahlreichen Gelenken des Fußes auswirken will?

Spielen Sie erneut mit Ihrer Masse. Balancieren ist notwendig, um leichter stehen zu können. Ist empfindbar, dass Sie, um sich vom Boden stützen zu lassen, körperlich nicht arbeiten oder fest werden müssen, sondern dass Sie nur in den Gelenken leicht bewegbar und reagierbereit sein sollten?

Ist Ihnen deutlicher geworden, dass es weniger um eine bestimmte Haltung geht, die wir zum Stehen einnehmen müssen, als vielmehr um die Bereitschaft, sich tragen zu lassen?

Trägt der Boden meine Last?
Kann ich meine Masse vom Boden unter mir (z.B. im Stehen unter den Füßen, im Sitzen unter den Sitzhöckern und den Füßen) tragen lassen? Wie wirkt es sich aus, wenn es mir gelingt, meine Last vom Boden tragen zu lassen?

10 Die eigene Masse im Stehen von beiden Beinen auf ein Bein verlagern

Kommen Sie – wie in der 8. Probiersituation beschrieben – zum Stehen mit den Füßen unter dem Becken.

Empfinden Sie den Kontakt der Füße mit dem Boden, der »durch die Füße hindurch« Ihren Körper bis zum Kopf tragen will. Lassen Sie sich vom Boden tragen und stützen.

Nehmen Sie wahr, ob Sie gleichmäßig auf beiden Beinen stehen.

Beginnen Sie, sich allmählich so zu verlagern, dass Ihre Masse mehr von einem Bein gestützt wird. Erzeugen Sie eine solche Verlagerung nicht dadurch, dass Sie Ihren Rumpf über dem Becken zur Seite kippen. (Eine solche Vorgehensweise bedeutet zumeist, dass Sie Ihren Rumpf »en bloc« benutzen und Veränderungen im Rumpf nicht zulassen.) Versuchen Sie vielmehr, ganz allmählich mit Ihrer Masse über das eine Bein zu kommen. Stellen Sie sich vor, Sie bestünden aus kleinen Reis- oder Sandkörnern, die langsam innerlich so rieseln, dass mehr und mehr Masse auf den Boden unter dem einen Bein kommt.

Erleben Sie, wie sich dieses Umlagern in Ihren Füßen, Beinen, im Becken, im Rumpf, im Schultergürtel, im Hals auswirkt. In welchen Körperregionen darf es gestützter und weiter werden? Sie können solche Veränderungen wie eine wohltuende innere Massage genießen.

Lagern Sie sich wieder allmählich, ohne zu eilen, auf beide Beine um …

Unterscheidet sich Ihr Zustand, wie Sie sich jetzt auf beiden Füßen gleichermaßen gestützt wiederfinden, vom Ausgangszustand?

Bieten Sie sich noch einmal das Umlagern auf das gleiche Bein an wie zuvor. Lassen Sie sich diesmal noch mehr Zeit dafür als zuvor …

Wenn Sie wünschen, können Sie die Untersuchung weiter fortsetzen und sich auf das andere Bein umlagern …

Komme ich bei Lageveränderung mit?
Beispielsweise wenn ich vom Liegen zum Stehen komme oder umgekehrt: Komme ich noch mit? Das heißt etwa: Kann mein Atem während einer Tätigkeit weiter ungestört fließen? Kann jede Faser meines Körpers mitreagieren oder zerre ich an mir oder bedränge ich mich beim Lagewechsel?

11 Den Beginn erforschen, vom Stehen in die Hocke zu gehen, und bei der Aufrichtung den Widerstand des Bodens nutzen. Beim Ansatz, in die Hocke zu gehen, den Widerstand des Bodens nicht aufgeben

Stehen Sie auf beiden Füßen. Lassen Sie sich vom Boden unter Ihren Füßen tragen, wie Sie es in den vorangegangenen Versuchen probiert haben.

Erforschen Sie nur in kleinen Ansätzen, vom Stehen in die Hocke zu gehen. Können Sie dabei dem Zug der Schwerkraft folgen? Nehmen Sie wahr, wo derzeit noch Ihre Grenzen für diese Bewegung liegen, und bleiben Sie innerhalb der Grenzen. Probieren Sie diese Bewegung in einem noch kleineren Umfang. Empfinden Sie, wie die Schwerkraft an Ihnen zieht und welche Abfolge von Bewegungsreaktionen (im Rücken, Hals, Becken, Beine) dies auslöst.

Probieren Sie, sich so zu verhalten, dass der Zug der Schwerkraft auf Ihre Körpermasse nicht vor oder hinter Ihre Füße ankommt, sondern dort, wo Boden unter Ihren Füßen ist.

Nutzen Sie diesen Boden unter Ihren Füßen beim Sichwiederaufrichten. Vielleicht ist es hilfreich, wenn Sie beim Aufrichten den Boden unter Ihren Füßen einmal bewusst drücken. Dies lässt Sie möglicherweise leichter erleben, welche Dynamik zwischen Boden und den Reaktionen Ihrer Körperteile entstehen will. »Drücken« ist aber nicht das, was wir hier erforschen, weil wir leicht Gefahr laufen, uns selbst dabei zu beengen. »Drücken« kann Ihnen aber vielleicht eine Richtung verdeutlichen, wenn Sie den Boden nutzen, um sich aufzurichten. Der Boden ist ja fest; wir sind beweglich. Können Sie den Boden unter Ihren Füßen nutzen und sich dadurch spannen und aufrichten lassen, indem Sie Ihren beweglichen Körper einfach reagieren lassen?

Probieren Sie einige Male in mehreren kleinen Ansätzen, den Boden beim Sichaufrichten zu nutzen. Wie wenig braucht es? Können Sie im Körper Festwerden vermeiden und Aufrichtung geschehen lassen? Erleben Sie das Durchspielenwollen des Bodens, das »Timing« der Reaktionen in den Beinen, im Becken, im Rumpf, Hals bis zum Kopf. Wo will es zuerst, wo dann reagieren?

Ruhen Sie immer wieder aus, wenn Sie das Bedürfnis danach verspüren. Lassen Sie sich Zeit.

Spüren Sie beim weiteren Probieren auch die Phase des Sichnachuntenlassens. Ist es möglich, in Ansätzen in Richtung Hocke zu gehen und den Widerstand des Bodens dabei nicht vorschnell aufzugeben? Können Sie vom Boden gestützt bleiben, während Sie versuchen, dem Zug der Schwerkraft zu folgen?

Probieren Sie immer wieder nur in kleinen Ansätzen, soweit es Ihnen leicht und selbstverständlich erscheint und solange Sie die Richtung (nach unten oder nach oben) leicht und mit gleicher Selbstverständlichkeit umkehren können. Verfolgen Sie das Spiel in den Gelenken, Bewegungen und Tendenzen etwa in der Achse der Unterschenkel, der Knie und der Oberschenkel.

Wenn Sie in diesem Versuch allmählich selbstverständlicher zur Hocke kommen, erlauben Sie, die Fersen abzulüften und auf allen Zehen zur

Hocke zu kommen. Falls Ihre Hände den Boden erreichen, erlauben Sie auch den Armen, Sie zu stützen. Erleben Sie das Spiel des Bodens durch die Arme in den Rumpf hinein. Sind Sie nicht zu ehrgeizig, bleiben Sie »im grünen Bereich«, ohne sich zu bedrängen und zu beengen …

> **Auch die tausendste Probiersituation** kann so unvoreingenommen angegangen werden, dass mich Neues und bisher noch nicht Entdecktes interessieren kann – offen wie ein Forscher, anwesend wie ein kleines Kind, neugierig wie der Mensch.

12 Im Stehen Kopf und Rumpf vornüber umlagern und vom Boden gestützt bleiben

Kommen Sie zum Stehen und probieren Sie, sich (ähnlich wie im 8. und 9. Versuch) vom Boden tragen und stützen zu lassen.

Lassen Sie den Kopf ein klein wenig nach vorn sinken. Wann empfinden Sie, dass die Schwerkraft am Kopf zu ziehen beginnt? Der Zug der Schwerkraft wirkt auch auf Stirn, Augen und Wangen. Wo wird er spürbar?

Lassen Sie die Beine aufgerichtet. Bleiben Sie mit Ihrem Schwerpunkt über dem Boden unter Ihren Füßen. Lassen Sie das Becken sich über den langen Beinen nach hinten bewegen – in dem Maße, wie es notwendig wird, wenn Sie den Kopf sich vornüber umlagern lassen.

Folgen Sie allmählich immer mehr dem Zug der Schwerkraft. Genießen Sie es, den Kopf hängen und der Schwerkraft folgen zu lassen. Allmählich bewegt sich der Hals, der Schultergürtel kommt mit, die Arme… Dann ziehen Sie sich wieder gegen die Schwerkraft, bis Sie aufgerichtet sind.

Beginnen Sie noch einmal von vorne, sich allmählich umzulagern. Können Sie dabei vom Boden gestützt bleiben? Wenn Sie sich wieder aufrichten wollen, so versuchen Sie, nicht mit Ihrer Rückenmuskulatur gegen sich selbst zu »hebeln«. Versuchen Sie vielmehr, deutlich über die Füße auf den tragenden Boden zu kommen.

Sie sind so lange frei, sich umzulagern, wie Ihre gesamte Masse vom Boden unter den Füßen gestützt bleibt. Genießen Sie diese Möglichkeit, dem Zug der Schwerkraft folgen zu können, sich gleichsam wie an einer Sprossenwand mit Kopf und Rumpf »aushängen« zu können.

Genießen Sie die Leichtigkeit des Zurücklagerns, also des Aufrichtens Wirbel für Wirbel, die unteren zuerst, dann die folgenden, die Sie nur auf »die Säule« der langen Beine zurückzuziehen brauchen, damit Sie wieder direkt über den Boden unter den Füßen kommen.

Folgen Sie der Schwerkraft beim Nachvorneumlagern. Reagieren Sie auf den Zug der Schwerkraft, wenn Sie wieder zum aufgerichteten Stehen kommen. Halten Sie zwischendurch auch einmal die Bewegung an. Vielleicht fällt Ihnen unnötige muskuläre Spannung auf. Versuchen Sie in allen Phasen zu erleben, dass Sie vom Boden gestützt werden, nutzen Sie seine Stützkraft.

Wann ist eine Handlung eigentlich zu Ende?

13 Im Stehen oder Sitzen den ganzen Arm auf eine schulterhohe Fläche legen und ihn wieder seitlich hängend auf sich wirken lassen

Schaffen Sie im Sitzen eine Möglichkeit, einen Arm seitlich (z.B. auf einem Tisch) ablegen zu können. Möglich ist auch, den Versuch im Stehen mit einer entsprechend höheren Fläche durchzuführen. Die Fläche, auf der Sie den Arm ablegen können, sollte sich in einer für Sie bequemen Höhe, etwa in Schulterhöhe, befinden. Versuchen Sie zunächst, zu einem angenehmen Sitzen (vgl. Probiersituation 18) oder Stehen (vgl. Nr. 8 ff.) zu kommen. Kann der Boden Sie tragen? Können Sie Ihre eigene Masse dem Boden unter den beiden Sitzhöckern bzw. unter beiden Füßen überlassen. Darf sich Ihr Erleben des Bodens so in Ihnen auswirken, dass Sie getragen und gestützt werden? Lassen Sie sich tragen.

Wir wollen im Folgenden zwei Fragen untersuchen: Wie wirkt es sich auf mich aus, wenn ich den Arm auf der Liegefläche ankommen und vom Boden darunter tragen lasse? Später fragen wir, wie es sich auswirken will, wenn ich diese Last wieder übernehme.

Lassen Sie den Arm sich allmählich auf der Fläche in Schulterhöhe legen: z.B. den Ellenbogen, die Last des Oberarms, den Unterarm, die Hand … Wenn Sie wollen, können Sie bereits jetzt einmal überprüfen, ob es einen Unterschied für Ihre Empfindungen macht, ob Sie den Arm »irgendwie« oder nach und nach ankommen lassen.

Versuchen Sie jetzt, den Arm »portionsweise«, »grammweise« wieder aufzunehmen und »selber zu tragen«, also vom Boden unter Ihren Füßen tragen zu lassen. Hebeln Sie nicht gegen sich selbst. Was geschieht, wenn die Last von Ihnen übernommen wird und Sie sich dabei vom Boden stützen lassen?

Gibt es beim Wiederwegziehen des Arms von der Unterlage Hinweise, wie das am leichtesten geschehen kann? Können Sie (wie in dem vorhergehenden Versuch im Liegen) den Arm in seiner Masse seitlich und über Schulterhöhe hinaus wägend bewegen? Wie geht es leichter: mit gestrecktem Ellenbogengelenk oder wenn sich dieses bewegen darf?

Legen Sie jetzt den Arm wieder allmählich auf die Unterlage. Lassen Sie sich Zeit. Erleben Sie den »Umbau«, der in Ihrem Körper vor sich geht, ohne dass Sie dazu etwas Besonderes machen müssen. Spüren Sie, wie dies sicher und angenehm geschehen kann.

Legen Sie den Arm noch einmal auf die Unterlage und/oder lassen Sie ihn wieder der Schwerkraft folgend seinen Platz frei neben Ihrem Rumpf nach unten hängend finden. Empfinden Sie den Zug der Schwerkraft, der sich auf jede Zelle der Schulter und des Arms auswirkt? Wenn Sie diesem Zug folgen und dem Arm erlauben, sich in seiner Schwere durch Ihr Skelett vom Boden tragen zu lassen, dann wird die Lage des Arms angenehmer und Ihr Erleben zunehmend nichts mehr zu wünschen übrig lassen.

Was braucht es, um anzukommen? Wann bin ich so weit? Wann bin ich in meinen Funktionsmöglichkeiten wieder ansprechbar geworden?

14 Im Stehen einen Stab (Besenstiel) zum Stehen kommen lassen

Nehmen Sie einen Stab oder Besenstiel und versuchen Sie (selbst hinter ihm stehend), den Stab senkrecht auf dem Boden allein zum Stehen kommen zu lassen.

Wie verhalten Sie sich bei dieser Aufgabe? Geht Ihnen etwas durch den Kopf? Geben Sie nicht vorzeitig auf. Was erleben Sie?

Kommen Sie rasch zum Schluss, die Aufgabe sei nicht lösbar, oder interessiert Sie eine Lösung der Aufgabe?

Empfinden Sie den Zug der Schwerkraft auf die Masse des Stabes? Spüren Sie die Tragfähigkeit des Bodens unter ihm?

Wie ist es mit Ihrer Beziehung zum Boden während dieser Aufgabe? Empfinden Sie den Zug der Schwerkraft auch auf sich?

Gibt es eine für Sie erlebbare Wechselwirkung zwischen Ihrem Versuch, die Aufgabe zu lösen, und Ihrem Zustand?

Interessiert Sie beim Lösen der Aufgabe auch Ihr eigenes Stehen? (Übrigens: Kann nicht jede Aufgabe uns anregen, uns auch selbst zu erfahren und wacher zu werden?)

Geben Sie nicht zu früh auf, auch wenn Ihnen die Aufgabe schier unlösbar erscheint. (Erfahrungsgemäß und theoretisch begründbar kann jeder Stab auch in dieser ungewöhnlichen Weise für einen Moment zum Stehen gebracht werden. Es gibt also keinen Grund, die Aufgabe aufzugeben, weil sie unlösbar wäre.)

Darf es Ihnen auch in dieser Situation »wohler« werden? Ist es möglich, dass Sie sich beim Probieren erfrischen, statt sich zu verausgaben?

Interessieren mich meine Fehler? Warum eigentlich nicht? Könnten meine Fehler nicht interessant sein?

15 Dem Stab, den die Schwerkraft zieht, zum Boden folgen

Der Stab steht mit einem Ende auf dem Boden, Sie halten ihn auch im Folgenden stets an derselben Stelle in seiner oberen Hälfte. Können Sie ihn allmählich zum Boden kommen lassen, während das untere

Ende immer vom Boden gestützt bleibt? Bewegen Sie sich über Ihren Füßen.

Erforschen Sie, wie viel »Freiraum« der Stab in senkrechter Stellung hat, bevor sich der Zug der Schwerkraft auf ihn so bemerkbar macht, dass er deutlich zum Boden gezogen wird.

Folgen Sie dem Stab allmählich. Folgen Sie dem Zug der Schwerkraft, der den Stab zum Boden zieht und der auch an Ihnen deutlicher zu ziehen beginnt.

Halten Sie in der Abwärtsbewegung einige Male inne und richten Sie sich mit dem Stab wieder auf. Reagieren Sie auch dabei nur auf den Zug der Schwerkraft am Stab und an Ihnen.

Kann Ihnen diese Aufgabe eine Erfrischung werden?

Die Treppe hinunter geht es mit der Schwerkraft leicht, die Treppe herauf ebenso, nur anders.

16 Gestützte Arme und Beine in Rückenlage mit den Hohlhänden über den Augen

Sie liegen auf dem Rücken und lassen sich vom Boden tragen. Die Beine können bequem aufgestellt sein, wie es in der Probiersituation Nr. 4 beschrieben wurde. Die Arme können bequem seitlich auf dem Boden liegen. Wenn dies leicht möglich ist, liegen die Oberarme ungefähr rechtwinklig zum Rumpf, Unterarme und Hände parallel neben dem Kopf. Entscheidend ist, dass die Beine leicht und selbstverständlich stehen, die Arme bequem liegen.

Erlauben Sie, dass auch Ihr Rumpf allmählich immer mehr zum Ruhen kommen kann. Laden Sie sich zum Liegen ein. Kann auch Ihr Schultergürtel mehr und mehr zwischen den Armen Platz und Raum finden?

Laden Sie einen Arm nach dem anderen ein, wie in der 7. beschriebenen Probiersituation, zum Balancieren zu kommen über dem Boden der Schultern, des Schultergürtels und des Rumpfes.

Dunkeln Sie mit Ihren Handflächen die Augen ab. (Manchmal überlappen sich dabei die Fingerspitzen ein wenig.) Erlauben Sie, dass sich die Hände auf Gesicht und Schädel stützen. So können die Unterarme vom Boden unter dem Kopf und die Oberarme vom Boden unter den Schultern gestützt werden. Genießen Sie diese Lage, in der Sie nichts mehr tragen müssen, weil der Boden Sie trägt.

Lassen Sie die Augen in den »Pausenhöhlen« der Hände zur Ruhe kommen. Die Augenmuskeln können sich spürbar entspannen, die Augenlider dürfen sich schließen. Das Dunkel erlaubt, dass auch die Sehnerven nicht mehr beansprucht werden und sich erholen können.

Sie dürfen genießen, dass Sie, die Last des Rumpfes, der Arme und der Beine jetzt völlig vom Boden getragen und gestützt werden können.

Erlauben Sie den Augen, sich auszuruhen.

Genießen Sie, solange es angenehm und interessant ist.

Bereiten Sie sich allmählich wieder darauf vor, die Hände wegzunehmen. Lassen Sie sich Zeit, sich an mehr und mehr Licht zu gewöhnen: durch die Finger, dann durch die noch geschlossenen Augenlider, dann beim Öffnen der Augen.

Erleben Sie den Boden, wenn Ihre Arme jetzt (vielleicht einer nach dem anderen) wieder zum Liegen kommen.

Nehmen Sie die gleiche Lage ein wie zu Beginn. Vielleicht wollen die Beine nach einer Zeit lang werden und sich legen.

> **Die geeignetste Weise, mit unserem Organismus umzugehen, ist die einer interessierten, gelassenen und spielerischen Grundhaltung.**

17 Eine Treppe hinuntergehen und dabei der Schwerkraft folgen

Wir gehen oft eine Treppe hinunter. Vielleicht ergibt sich eine Gelegenheit, wo Sie ungestört ein wenig probieren können, leichter, angenehmer und nebenbei auch sicherer eine Treppe hinunterzugehen.

Theoretisch wissen wir, dass das »Hinab« beim Heruntergehen einer Treppe leicht sein muss. Brauchen wir doch einfach nur der Schwerkraft zu folgen, die uns zum Boden, die Treppe hinunterzieht. Zugleich gilt es aber, die Stützkraft des Bodens nicht zu schnell aufzugeben, um nicht zu stürzen.

Versuchen Sie, einmal so die Treppe hinunterzugehen, dass Sie dabei die Elemente der Bewegung erleben, in denen Sie nur dem Zug der Schwerkraft, dem leichten »Hinab« folgen.

Probieren Sie dasselbe, erleben Sie diesmal mehr jenes Moment des Gestütztbleibens, das Sie benötigen, um dem Zug nach unten folgen zu können, ohne zu stürzen.

(Übrigens steht es Ihnen natürlich frei, sich zwischendurch auch für das Hinaufgehen zu interessieren. Was heißt hierbei, gestützt zu sein oder auf den Zug der Schwerkraft zu reagieren?)

Eine Treppe hinunterzugehen ist ein komplexer Vorgang. Es lohnt sich, ihn noch weiter zu untersuchen. Welche Phase interessiert Sie besonders? Verlangsamen Sie Ihre Bewegung einmal vor dieser Phase und tasten Sie sich gleichsam hinein. Wo und wie wirkt sich die Bewegung noch aus? Gehen Sie nicht davon aus, dass Sie schon alles wissen, geschweige denn erfahren haben. Oft sind es späte Entdeckungen nach vielen Versuchen, die uns staunen lassen, wie wenig wir zuvor interessiert und wie sehr wir mit Blindheit geschlagen waren.

Was Sie interessieren könnte: Wie lagere ich mich um, sodass ich auf einem Bein gestützt bleibe, das andere frei wird? Wie kann das von meiner Last frei gewordene Bein sich in seiner Masse auf der nächsten Treppenstufe niederlassen? Wird das Bein auf der unteren Stufe bereit, meine Rumpflast aufzunehmen? Wie wenig braucht es, um meine Rumpflast auf das freie Bein zu verlagern? Darf sich meine Last auf diesem Bein so auswirken, dass es die stützende Kraft des Bodens weiter durchlässt? Wie wirkt sich das Ankommen auf dem unteren Bein auf meine gesamte Körperorganisation aus?

Wechseln Sie zwischen Treppe und ebenem Boden: Was lässt sich über den Sie interessierenden Teil der Bewegung bei einem Schritt auf ebener Strecke im Vergleich zum Schritt auf der Treppe erfahren?

Erinnern Sie diese Probiersituation oder Eindrücke davon in Ihrem Alltag, sooft Sie auf einer Treppe sind.

Das Sinnvollste, was wir tun können, um in unserem Körper anzukommen, mit und in ihm zu leben ist, dass wir probier-, reagier- und veränderungsfreudiger werden.

18 Auf einem Hocker sitzen und sich vom Boden tragen lassen

Kommen Sie zum Sitzen auf einem Hocker. Vielleicht möchten sich die Augen schließen. Sie können so Qualitäten Ihres Sitzens feiner wahrnehmen.

Worauf sitzen wir? Der Boden unter den beiden Sitzhöckern und der Boden unter den Füßen ist bereit, unsere Last zu tragen. Wie fühlt es sich an, sich dort vom Boden tragen zu lassen?

Erforschen Sie mit einer Hand einmal den Sitzhöcker auf einer Seite, dann auf der anderen. Wo auf diesen unten abgerundeten Knochen sitzen Sie, mehr vorne, mehr hinten oder in der Mitte? Wo fühlen Sie sich im Rumpf am freiesten?

Können Sie die Last Ihres Rumpfes vom Boden unter den Sitzhöckern tragen lassen?

Spielen Sie einmal mit Ihren bisherigen Gewohnheiten: Spüren Sie die Anstrengung, wenn Sie bewusst besonders gerade sitzen wollen. Gewöhnlich geht das nicht lange gut, und wir neigen dazu, mit rund werdendem Rücken zu »kollabieren«. Bei beiden Möglichkeiten lassen wir uns weder vom Boden tragen noch von ihm stützen.

Probieren Sie, die Masse Ihres Rumpfes über die Sitzhöcker kommen zu lassen. Darf die Stützkraft des Bodens und des Hockers unter den Sitzhöckern durch den Rumpf durchspielen und auch Hals und Kopf sowie die Last der seitlich hängenden Arme übernehmen? Wie will sich diese Annäherung an die Tragfähigkeit des Bodens noch auswirken?

Lüften Sie einmal einen Sitzhöcker etwas ab und lassen Sie sich mit Ihrer Last wieder darauf nieder. Wo will es sich in Ihnen noch weiter auswirken, wenn Sie mit Ihrer Last wieder auf der Unterlage ankommen?

Ziehen Sie auch einmal einen Oberschenkel gegen den Zug der Schwerkraft. Lassen Sie die Last des Beines wieder grammweise auf dem Boden ankommen. Wie fühlt sich ein Bein an, dessen Last vom Boden getragen wird und das wir nicht mehr halten müssen?

Welche Bewegungsfreiheit haben Sie bei kleinen Bewegungen im Rumpf? Können Sie gestützt bleiben?

Im Alltag bietet sich Sitzen öfter als Gelegenheit, dass es Ihnen wohler werden darf.

Achtsamkeit ist die Brücke zwischen Empfindung und Wahrnehmung.

19 Eine Treppe auf allen vieren hinaufgehen und dabei die eigene Masse sich verlagern lassen

Gehen Sie einmal eine Treppe auf allen vieren hinauf.

Bevor Sie starten: Erleben Sie sich in einer bequemen Ausgangsposition, die Hände zwei/drei Stufen höher, Ihre Körpermasse als vom Boden gestützt.

Kann der Boden durch Arme und Beine hindurch den Rumpf stützen und auf ihn einwirken? Sind Sie bereit, auch in Ihrem Rumpf mitzureagieren?

Spielen Sie ein wenig damit, wenn Sie ansetzen, die nächsten »Krabbelschritte« auf der Treppe nach oben zu gehen. Genießen Sie die Auswirkungen in Ihrem gesamten Körper.

Versetzen Sie dabei einmal eine Hand eine Treppenstufe höher als die andere. Wie wirkt sich das aus?

Wie wirkt sich aus, wenn ein Bein eine Treppenstufe tiefer steht als das andere?

Erleben Sie solche Anordnungen als Angebote, auf die Ihr Organismus von selbst reagiert. Sie müssen nichts weiter tun, als die Stützkraft des Bodens durchspielen zu lassen. Ihr Körper reagiert auf solche Impulse, wenn Sie ihn nicht dabei stören.

Erleben Sie, wie Sie nur Ihre Masse auf die stützenden Glieder zu verlagern brauchen, um leicht und gestützt die Treppe hinaufzugehen. Genießen Sie das Spiel von Wirbeln, Muskeln und Gelenken in Ihrem Rumpf.

Einzelne dieser Angebote mögen schon genügen, um Sie zu erfrischen und die regenerativen Kräfte Ihres Körpers zu wecken.

Sie dürfen aber auch gerne in weiteren Versuchen ausprobieren, wie es sich auswirken mag, wenn Sie zum Stehen kommen, so wie wenn Sie die Treppe aufrecht hochgehen wollen. Was ist anders dabei? Oder ergeben sich ähnliche Möglichkeiten wie beim Versuch auf allen vieren?

Nichts macht nichts mit uns.

20 Vom Liegen auf dem Rücken langsam die eigene Masse umlagern und rückwärts rollen

In vielen Körperschulen werden »Rolle rückwärts« oder eine »Kerzenhaltung« mit auf dem Boden liegenden Schultern als »Übungen« gepflegt. Da die Endstadien der dazu notwendigen Bewegungen in der Regel durchaus eher angenehm und für unsere kinästhetische Empfindung interessant sind, nehmen wir häufig Anstrengung auf uns, um in die Positionen von Gleichgewicht in der Kerzenhaltung oder am Ende der Rolle rückwärts (mit Hinterhaupt, Knie und Unterschenkel am Boden) zu gelangen. Wir reißen dann gerne an uns oder nehmen Schwung. Die Situation, von der Rückenlage die Beine über den Bauch zu verlagern, dann das Becken hochzunehmen und rückwärts zu rollen, bis die Knie am Kopf vorbei zum Boden finden, diese Situation kann sich auch durch bloßes Umlagern im Schwerkraftfeld der Erde entwickeln. Wir müssen unsere Muskulatur nicht anspannen oder den Boden drücken, sondern können lediglich auf den ständig sich wechselnden, aber immer klar nach unten gerichteten Zug der Schwerkraft reagieren. Dadurch können wir uns leicht in diesem Gravitationsfeld umlagern, das Streben der Masse zum Boden durchlassen und uns klarer tragen lassen. Auf diese Weise können wir erstaunliche Bewegungen auf einfachste und natürlichste Weise ablaufen lassen und gleichzeitig studieren, »wie wenig/was es braucht«, um auf die naturgesetzlichen Gegebenheiten zu reagieren. Eine solche Auseinandersetzung konfrontiert uns leicht mit unseren eigenen Widerständen, Hemmnissen und unproduktivem falschen Ehrgeiz. Sie lässt uns gleichzeitig aber auch vertrauter damit werden, unseren Organismus nicht mehr an seiner Reagierfreude und seinem Streben nach Leichtigkeit und Regeneration zu hindern, sondern den Widerstand des stützenden Bodens, seine stets verfügbare Stützkraft durchspielen zu lassen.

Legen Sie sich auf den Rücken …

Wenn Sie bei dieser Probiersituation angelangt sind, haben Sie schon einige Erfahrungen gesammelt. Welche Frage wird Sie besonders interessieren, wenn Sie sich auf diesen Versuch einlassen? Folgen Sie Ihren Interessen …

C

Hintergründe und therapeutische Praxis

1. Die Arbeit von Elsa Gindler und Heinrich Jacoby

Wenn der reflektierende, eher theoretische Teil dieses Buches mit Ausführungen über die Arbeit von Elsa Gindler und Heinrich Jacoby beginnt, hat dies seinen besonderen Grund. Beide sind wissenschaftsgeschichtlich betrachtet von großer Bedeutung für die Entwicklung körperbezogener Psychotherapieansätze gewesen, indem sie als Erste einen ganzheitlichen verhaltensbezogenen Perspektivwechsel von »Körperarbeit« entwickelt und begründet haben (Jacoby 1994, 1989; Ludwig 2002; Klinkenberg 2002 b). Ihre Arbeit stellt darüber hinaus ein Modell für Körperverhaltenstherapie (Klinkenberg 2000, 2005) und für therapeutische Achtsamkeitskonzepte eine wesentliche Orientierungshilfe dar.

Elsa Gindler (1885–1961) kann mit einer gewissen Berechtigung »als Großmutter der somatischen Psychotherapie« (Weaver 2006) bezeichnet werden. Elsa Gindler war Forscherin und Pädagogin (Ludwig 2002). Sie studierte zunächst »Harmonische Gymnastik« bei Hedwig Kallmeyer (1881–1976) in Berlin und führte ab 1913 ein eigenes »Institut für harmonische Gymnastik«. Mit Berührungen zu den Atemlehrerinnen Clara Schlaffhorst (1863–1945) und Hedwig Andersen (1866–1957) und bis 1933 als 2. Vorsitzende des Deutschen Gymnastikbundes stand Elsa Gindler in der Tradition der deutschen Gymnastik- und Atemschulen vor und nach dem Ersten Weltkrieg (Von Steinaecker 2000). Überraschend früh ging Elsa Gindler jedoch mit einer anderen Akzentsetzung in ihrer Arbeit wesentlich andere, eigene Wege als die auf »Schönheit und Gesundheit durch Gymnastik« (Kallmeyer 1905) ausgerichteten Gymnastik- und Atemschulen. Sie stieß auf die Beziehungen zwischen physischen und psychischen Zuständen und entwickelte ihre Arbeit weg von gymnastischen Übungen zu einer experimentellen Forschungsarbeit psychosomatischer Zusammenhänge und eigener Entwicklungsmöglichkeiten. Als Ziel ihrer Erziehungsarbeit definierte sie wenig später, »den Menschen für eine Verhaltensweise zu interessieren, durch die seine Bewegungen und sein Organismus möglichst störungsfrei reagieren und funktionieren. Dieses Ziel ist nur erreichbar, wenn die Arbeit sich nicht in isolierten Turn- oder Gymnastikstunden vollzieht, sondern unaufhörlich in all unseren täglichen Betätigungen versucht wird.« (Gindler 1931)

Ab Mitte der Zwanzigerjahre kam es zu einer äußerst fruchtbaren Zusammenarbeit mit dem Verhaltensforscher und Pädagogen Heinrich Jacoby (1889–1964), der vor seiner Übersiedlung nach Berlin 1926 am Aufbau reformpädagogischer Schulversuche in Dresden-Hellerau beteiligt war. Zuvor hatte Jacoby als Kapellmeister unter Hans Pfitzner (1869–1949) in Straßburg Interesse für die Voraussetzungen musikalischer Leistung und schließlich menschlicher Leistungen überhaupt entwickelt. Die Überwindung eigener körperlicher Behinderungen in der Kindheit – er litt als Kind an Rachitis – hatten Jacoby skeptisch werden lassen gegenüber der verbreiteten Meinung, Leistung und die Überwindung von Schwierigkeiten bei der Lösung von Aufgaben beruhten auf genialen Fähigkeiten. So hatte Jacoby in seiner Straßburger Zeit entdeckt, dass Schwierigkeiten von Musikern weniger von deren »Musikalität« als von der Art und Weise des Probierens abhingen. Auch hartnäckig erscheinende Störungen entpuppten sich durch eine sinnvollere Art des Probierens als verhältnismäßig leicht überwindbar. Jacoby interessierte sich zunehmend für »schwierige Fälle« angeblich unbegabter Schüler und begann mit »systematischen Untersuchungen über die funktionellen Grundlagen der musikalischen Ausdrucksfähigkeit, über die materiellen Phänomene, durch die lebendiges Musizieren sich von unlebendigem unterscheidet, und schließlich auch über die Ursachen und über die Behebbarkeit von Störungen in der allgemeinen Fähigkeit, sich zu äußern, überhaupt.« (Jacoby 1986)

Die Begegnung mit Elsa Gindler wertete Jacoby später rückblickend als »die einzige wirkliche Förderung für die praktische Weiterentwicklung meiner Arbeit«. Denn die Arbeitsweise Elsa Gindlers erlaubte »die Gewinnung einer bewussten Beziehung zum eigenen Körper als dem

Instrument, in dem sich alle Zustandsänderungen abspielen« (Jacoby 1994). In der Tat: Heinrich Jacoby und Elsa Gindler haben sich gegenseitig so ergänzt und bereichert, dass ihre Arbeit nicht mehr voneinander zu trennen ist. »Erst als ich«, schreibt Jacoby, »nach langem Suchen 1925 in Berlin die Arbeitsweise von Elsa Gindler kennenlernte, sah ich, dass das, was ich bisher vergeblich von der Gymnastik erwartet hatte, möglich ist. Hier war der Versuch einer Erziehung von der Seite des Körpers her, bei dem die bewusste Auseinandersetzung mit den in jedem Menschen latenten ordnenden Tendenzen des Organismus zur Grundlage aller Arbeit gemacht wurde. Anstatt den Körper nach ästhetischen, formalen, optisch bestimmten Vorbildern und ›Idealen‹, mit durch Kommandos oder durch Rhythmen ›geordneten‹ Bewegungsübungen ›verbessern‹ zu wollen, stand hier im Mittelpunkt aller pädagogischen Bemühungen das Sicherarbeiten einer wachen Beziehung zu den ordnenden und regenerierenden Prozessen des eigenen Körpers aufgrund bewussten Zustandsempfindens.« Umgekehrt verdankte Elsa Gindler dem, wie sie es nannte, »Zusammenstoß« mit Jacoby sowohl »eine Bestätigung ihres weitgehend intuitiven Vorgehens, ihrer intuitiven Wahrnehmung von Menschen« als auch »eine immer umfassendere Auseinandersetzung mit gesetzmäßigen Bedingungen menschlicher Existenz und dadurch eine Hilfe für die Erklärung von Zusammenhängen, um die es in ihrer Arbeit ging«. Erst durch Heinrich Jacoby, schrieb Elsa Gindler wenige Jahre vor ihrem Tod an eine Schülerin, sei ihr »klar geworden, wie untrennbar das körperliche Geschehen von der ›seelischen‹ Situation des Menschen ist, und umgekehrt, wie sich auch das körperliche Geschehen nur aus der jeweiligen Art des Eingeordnetseins des Menschen in seine gesamte Umwelt verstehen und beeinflussen lässt«.

In einer Zeit, in der vielfältige Methoden gymnastischer Körpererziehung entstanden, war somit die Begegnung zwischen Elsa Gindler und Heinrich Jacoby ein Glücksfall für die Weiterentwicklung einer neuartigen Auffassung von »Körperbeziehung«. Die sonst isoliert bleibenden Aspekte einer kinästhetischen und bewegungsphysiologischen Arbeit fanden sich jetzt eingebettet in einen umfassenden psychologischen und Verhaltenskontext, oder mit den Worten Jacobys: in »die schwerste Aufgabe, die Menschen sich stellen können«, nämlich »die Frage der ganzheitlichen Erfassung von Zusammenhängen«. Damit war nicht die abstrakte Erfassung solcher Zusammenhänge in der Theorie oder im Allgemeinen gemeint, sondern persönliche Entwicklungsarbeit und die Entdeckung solcher Zusammenhänge bei sich selbst. Ihre praktische Arbeit mit Tausenden Menschen unterschiedlicher Herkunft und Berufe verstanden Gindler und Jacoby als eine allgemeinmenschlich notwendige »Selbstumerziehung« und persönliche Entwicklungsarbeit ohne primäre pädagogische oder therapeutische Zielsetzung.

Allerdings war die pädagogische und therapeutische Wirkung ihrer Arbeit nicht zu übersehen. Auf zahlreiche Künstler, Musiker, Tänzer, Bildschaffende, Pädagogen, Ärzte und Psychotherapeuten übten Elsa Gindler und Heinrich Jacoby entweder direkt oder indirekt über die Teilnehmerinnen an ihrer Arbeit Einfluss aus: so auf die Psychotherapeuten Otto Fenichel, Wilhelm Reich, Erich Fromm, Fritz Perls oder die Schöpfer eigener körper- und/oder psychotherapeutischer Methoden und Ansätze, wie Moshé Feldenkrais (Klinkenberg 2002b, Feldenkrais 1978), Helmuth Stolze, Charlotte Selver, Hilarion Petzold, George Downing oder Ruth Cohn (Geuter 2006, Weaver 2006). Dass diese Einflüsse nicht immer deutlich benannt wurden, liegt nicht zuletzt an der besonderen Auffassung Elsa Gindlers und Heinrich Jacobys, dass sich ihre Arbeit gegen jede Methodisierung, Schulenbildung, Verzweckung, ja sogar gegen eine Namensgebung zu sperren habe. So ging es in Elsa Gindlers Kursen nicht um die Erreichung eines von ihr für ihre Studenten definierten Ideals, sondern um die Aufdeckung ihrer persönlichen Verhaltensweisen und die Entwicklung neuer Verhaltensmöglichkeiten. So »vermochten Gindlers Schüler ihre Lehrerin auf keine andere Weise zu kopieren, als immer stärker sie selbst zu werden« (Roche 1983, zit. nach Weaver 2006). Folgerichtig hatte Elsa Gindler bereits Mitte der 20er-Jahre die Ausbildung von Lehrerinnen aufgegeben und sprach sich mehrfach dagegen aus, dass Teilnehmer an ihren Kursen in dieser Arbeit ausbildeten. Man traf sich auch nicht zu einer Unterrichtung oder zu Übungen, sondern in Arbeitsgemeinschaften. Sie weigerte sich, ihre Arbeit als Methode zu definieren oder ihr einen Namen zu geben: »Ich habe ein Laboratorium. Ich möchte niemanden ausbilden. Ich möchte forschen – wer dabei mitforschen möchte, ist sehr willkommen.« (Elsa Gindler nach Carola Speads in Zeitler 1991, 7) Es konnte mit Jacobys Worten auch »keine ›Methode Gindler‹ oder ›Methode Jacoby‹ oder dergleichen« geben, weil »die Art des praktischen Vorgehens, die

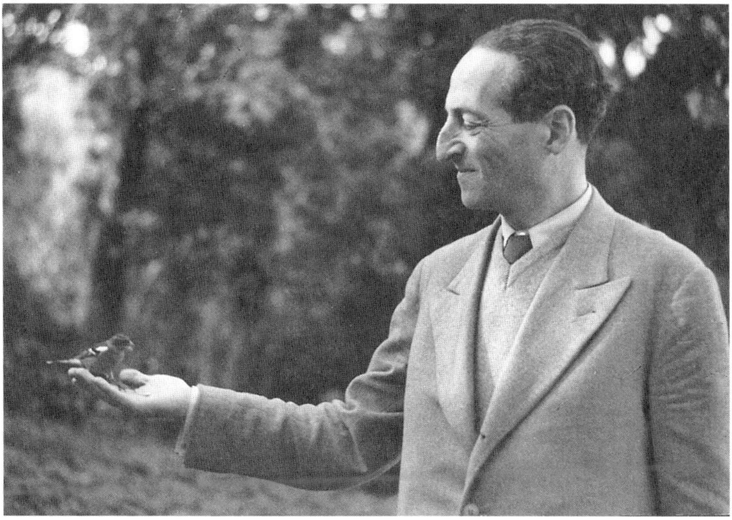

Heinrich Jacoby, Zürich 1934

Methode, sich zwangsläufig ergibt aus dem Verständnis des Phänomens, zu dem eine Beziehung erarbeitet werden soll«.

Dahinter steht Jacobys Auffassung, dass die biologische Ausstattung des Menschen völlig ausreicht, um die sich stellenden Aufgaben zu lösen, wenn denn der Mensch nur auf das, was die Aufgabe will – Jacoby nennt dies die »Einstellwirkung« der Aufgabe –, reagiert. Diese Reagierfähigkeit, die Möglichkeit, uns reagieren und »ins Spiel« kommen zu lassen, ist aber zumeist verstellt. Wir sind voreingenommen oder gehemmt. Sie wiederzuentdecken und Störungen zu identifizieren, gehört für Jacoby zu den Voraussetzungen zweckmäßigen Verhaltens. Sie erschließen sich nicht durch das bloße Hinnehmen, Zurkenntnisnehmen und dann Aufbewahren der Resultate der Erfahrungen anderer, wie es Therapieschulen und Methodologien implizit immer vorsehen. Vielmehr könne es für individuelle Entwicklungsarbeit nur darum gehen, »sich die Voraussetzungen, die zu Erkenntnissen und Einsichten führen, zu erarbeiten und sich dann die Erkenntnisse und Einsichten aufgrund jener Voraussetzungen zu erarbeiten«. Originäre Leistung könne nur entstehen »durch den Abbau des ›Verhaltens auf Vorrat‹, durch völlige Wendung der Aufmerksamkeit des Schaffenden – im Sinne bewussten Gehorsams gegenüber der ›Einstellwirkung‹ – und durch eine Befreiung seiner Äußerungsfähigkeit von aller künstlich geschaffenen Voreingenommenheit« und damit auch von jeglicher Methode. »Nicht die Meinung des Heinrich Jacoby oder irgendeiner wissenschaftlichen Theorie bestimmt, was ›zweckmäßig‹ ist, sondern die Überprüfung der Struktur der menschlichen Organisation und ihrer Funktionsweise.« (Jacoby 1994, 40) Für menschliches Lernen und Entwicklung konnte es nach ihnen nur achtsame Individuen und allenfalls einen geeigneten Kontext für Lernen und Veränderung geben.

Wie modern diese Auffassung ist, wird deutlich, wenn man jüngste Entwicklungen psychotherapeutischer Theoriebildung reflektiert. Das Denken in Therapieschulen wird allmählich verlassen zugunsten einer kritischen Bewertung von Therapiemethoden. Ein möglicher Weg ist dabei der Versuch, eine »allgemeine Psychotherapie« auf der Grundlage menschlicher Funktionsweisen zu begründen, wie sie uns heute moderne bildgebende Verfahren für die Funktionsweisen des Lernens und Reagierens in den Strukturen unseres Nervensystems illustrieren. Jacoby und Gindler erschlossen diese Funktionsweisen durch experimentelle Beobachtung des eigenen Verhaltens. Ihnen ging es um »die Bereitschaft zu wirklich tastenden Versuchen und zu sachlicher Forschungsarbeit gegenüber dem eigenen Verhalten« (Jacoby 1994, 19).

Eine solche Forschungsarbeit kann prinzipiell bei jeder Tätigkeit erfolgen. Dennoch stand in den Kursen Jacobys und Gindlers das Probieren an bestimmten Tätigkeiten im Vordergrund, die sich vor allem auf Bewegen, Sprechen, Musizieren und Zeichnen bezogen. Dies hatte zunächst biografische Gründe in den persönlichen Kompetenzen Jacobys aus der Arbeit mit Musikern und bei Elsa Gindler auf dem Gebiet der Bewegungs- und Körperarbeit, während die zeichnerischen, sogenannten »Hell-Dunkel-Versuche« ein von beiden später entwickeltes Probier- und Forschungsfeld waren. In diesen »Hell-Dunkel-Versuchen« konnten Jacoby und Gindler zeigen, dass bereits eine sehr einfache Verständigung »über das Sehen« zu erstaunlichen zeichnerischen Resultaten führt, die dann nicht unter ästhetischen, kunsthistorischen oder sonstigen formalen Gesichtspunkten betrachtet wurden, sondern in Bezug auf den Zustand des sich mit einem Gegenstand auseinandersetzenden Individuums und seine Herangehensweise an die Aufgabe. Unter allen Aufgaben kommt Bewegung – wie sie auch in diesem Buch immer wieder als Anlass, achtsam zu werden, vorgeschlagen wird – beim Studium der Funktionsmöglichkeiten allerdings eine besondere Rolle zu. In unserem Körper begegnen wir dem Instrument aller Wahrnehmungen und Äußerungsmöglichkeiten überhaupt. Vielleicht ist das Thema Bewegung auch deshalb ein besonderes, weil Menschen des 21. Jahrhunderts mit ihrem Körper noch weniger in wirklicher Beziehung sind als Generationen vor ihnen.

Die Auswahl dieser von Jacoby und Gindler sogenannten »Stoffe« war prinzipiell beliebig. Bereits 1924 hatte Jacoby formuliert, »dass sich das Wesentliche stets nur durch Abkehr vom Stoff erschließt und dass es sich *jedem* durch die Gewinnung eines ganz bestimmten Verhaltens erschließen kann. Wenn das wirklich wahr ist, können diese Einsichten und Feststellungen nicht nur für *ein* bestimmtes Gebiet, für *einen* bestimmten Stoff Gültigkeit haben.« Das, was er am Beispiel der Musik zu klären versucht habe, sei vielmehr »etwas so Grundsätzliches, dass wir statt Klang ebenso Farbe, Linie, Körper, Raum oder Wort setzen können. Die wenigen Grundeinsichten und Grundforderungen, die bei der Musik zu bestimmten Schlüssen und Erfahrungen geführt haben, müssen, wenn sie klar erkannt und *konsequent* durchgeführt werden, auch *auf allen anderen Gebieten* zu denselben Resultaten führen.« (Jacoby 1984, 72) Zu deren Erschließung hielt Jacoby lediglich »zunächst eine pädagogische Vorarbeit nötig … Dazu ist wiederum keine neue komplizierte ›Methode‹ notwendig. Es handelt sich dabei auch nicht um die Auseinandersetzung mit ausgedachten Theorien und Hypothesen, mit Dingen, die erst noch zu erproben und zu beweisen sind. Es handelt sich um den Niederschlag tausendfältiger praktischer Erfahrungen, um die Anwendung der Resultate aus vielen Tausenden von gleichartig verlaufenden Versuchen, um die Durchführung von Einsichten, die im Grund nichts sind als ein paar primitive Wahrheiten.« (Jacoby 1984, 70 f.) »Wir müssen nur dafür sorgen, dass wirklich von den gleichen Grundforderungen ausgegangen wird: von der scharfen Begrenzung des betreffenden Gebietes; von der Ausschaltung der irreführenden ›Kunst‹-Einstellung; von der Feststellung der Allgemeinheit aller Ausdrucksmöglichkeiten mit ihren gesetzmäßigen Grundlagen …; von der Notwendigkeit der Sondierung von Stoff und Funktion; von der Unterscheidung zwischen Möglichkeiten im Stoff und Möglichkeiten im Bereich der Funktionen; und schließlich von jener grundsätzlichen, psychologischen Umstellung, die eine Abkehr vom Stoff, Abkehr vom ›Aufnehmen‹, Ausschaltung des vorzeitigen Verstehen- und Begreifenwollens bedeutet, bis zu der sich daraus von selbst ergebenden praktischen Beweisführung, dass es tatsächlich für alle Gebiete eine allgemeine Ausdrucks- und ›Aufnahme‹-Fähigkeit gibt.« (Jacoby 1984, 72 f.)

2. Körperverhaltenstherapie

Der Körper und sein Verhalten sind ständige Realitäten unseres menschlichen Seins. Wir können uns nur in unseren Körpern verhalten. Wir haben nicht nur einen Körper, wir sind Körper! Von seiner Entwicklungsgeschichte, von seiner Konstruktion und den meisten körperlichen Funktionsweisen her ist der menschliche Körper ein »tierischer Körper«. Menschen haben zu diesem Körper jedoch eine besondere Beziehung: Wir können ihn bewusst beeinflussen und in gewisser Weise steuern. Aber er steuert auch uns; denn seine Art, Wirklichkeit zu erleben, ist die einzige Möglichkeit von Erfahrung und bewusstem Erleben. Aufgrund der psychosomatischen Einheit des Menschen stellt sein Körper das einzige ihm verfügbare Instrument für Erfahrung und Äußerung dar. Verhalten begrenzt sich nicht auf kognitive und emotionale Erlebensaspekte, sondern ist immer auch körperlich. Eine solche Sichtweise entspricht sowohl psychophysiologischen und neurobiologischen Erkenntnissen als auch unserer Alltagserfahrung.

2.1 Körperverfahren in der Verhaltensmedizin

Das Spektrum von Indikationen und Möglichkeiten, den Körper im Rahmen von Verhaltensmedizin einzubeziehen, ist breit: So kann die Kombination von Methoden der physikalischen und rehabilitativen Medizin (Krankengymnastik etc.) mit Verhaltenstherapie bei Psychotherapiepatienten mit ihren häufigen zusätzlichen Erkrankungen des Skeletts, der Muskeln und des Bindegewebes sinnvoll sein. Wissenschaftlich gut belegt ist der Nutzen regelmäßiger aerober sportlicher Betätigung für die somatische, aber auch für die psychische Gesundheit. Entspannungsverfahren haben sich früh in der Verhaltenstherapie etabliert und stellen einen festen Bestandteil verhaltenstherapeutischer Behandlung dar.

Auch erfreuen sich im Rahmen von kognitiver Verhaltenstherapie »Körper-, Gefühls- oder erlebnisorientierte Übungen« zunehmender Beliebtheit (Görlitz 1998, Potreck-Rose & Jacob 2004). Sie dienen entweder der experimentellen Erforschung physiologischer Reaktionen (z. B. Hyperventilationsübungen im Rahmen der Angstbehandlung), der Exposition und Verhaltensbeobachtung (z. B. Übung »Drängeln« bei soziophobischen Patienten) oder der spielerischen Konkretisierung und Erprobung neuer Verhaltensweisen. Diese Übungen tragen häufig Züge »haptischen Lernens« über »Anfassen« und das Erleben körperlicher Bewegung im Raum. Sie sind wie das klassische Rollenspiel sinnvolle Ergänzungen und Bestandteil kognitiv-verhaltenstherapeutischer Verfahren.

Verhaltensanalytisch betrachtet stellt Körperlichkeit eine konstituierende Variable jeder Wahrnehmung und jeder Verhaltensweise dar. Verhaltenstherapeuten nehmen deshalb konkretes Körperverhalten diagnostisch in den Blick und beziehen Körperverhalten im konkreten (nicht im übertragenen!) Sinn in ihre Behandlung ein. Sie schulen die Selbstwahrnehmung ihrer Patienten, regen Berichte und Protokolle über das Körperverhalten und -reaktionen in kritischen Situationen an, unterrichten Entspannungsverfahren und fördern die autonome Selbstregulationsfähigkeit ihrer Klienten.

Der »body-work«-Markt westlicher Gesellschaften bietet eine bunte Vielzahl von Methoden und Übungen zur Verbesserung der Befindlichkeit. Von Alexander-Technik und Atemtherapie bis zu zentrierendem Frühsport und ZEN-Meditation, versuchen körperorientierte Schulen in Methoden und Verfahren, unterschiedliche Aspekte des Körperverhaltens therapeutisch einzubeziehen. Einige körperorientierte Verfahren tragen positiv zu interessanten pädagogischen, psychologischen und methodologischen Problemen der Verhaltensmedizin bei. Vielfach haben einzelne Körperverfahren jedoch eine starke Spezialisierung ihrer Fragestellungen und Arbeitsweise bis hin zur Diktion durch unterschiedliche psychotherapeutische Schulen erfahren, oder sie sind derart auf Einzelaspekte oder Zielgruppen ausgerichtet, dass eine Übernahme in die

Verhaltensmedizin nicht ohne weiteres möglich und schwierig erscheint. So haben durchaus interessante Methoden, wie z.B. die Funktionelle Entspannung (von Uexküll et al. 1994) oder die sich auf die verhaltensorientierte Arbeit von Elsa Gindler berufende Konzentrative Bewegungstherapie (Stolze 2006, Schreiber-Willnow 2000) eine starke tiefenpsychologische Prägung erhalten und können nicht einfach in verhaltenstherapeutische Behandlungssettings integriert werden.

In einer Bibliografie der deutschsprachigen Literatur zur Körperpsychotherapie wurden 2002 lediglich 13 von über 2000 Titeln in der Rubrik »Verhaltenstherapie und Körperpsychotherapie« ausgewiesen (Geuter 2002). Diese Situation beginnt sich aber zu ändern. Tagungen, Workshops und Publikationen fragen nach dem Stellenwert von Körperarbeit in der Psychotherapie (Guimón 1997, Röhricht 2000, Sulz et al. 2005, Streeck & Von Schlippe 2006, Marlock & Weiss 2006). Neurobiologische Untersuchungen und Erkenntnisse unterstützen in jüngerer Zeit nicht nur den psychosomatischen Paradigmenwechsel der somatischen Medizin, sondern innerhalb der Psychotherapeutischen und Psychosomatischen Medizin auch eine neue Sichtweise und Einbeziehung von Körperlichkeit: für das Fachgebiet der kognitiv-behavioralen Therapie die Chance einer »Körperwende«. Insbesondere folgende Aspekte legen diesen Perspektivwechsel nahe:

- die psychobiologische Einheit des Menschen, die Untrennbarkeit von Bewegung, Emotionen und Kognitionen;
- die Abhängigkeit neuronaler Strukturen von der konkreten Funktionsweise der Menschen als Folge der neuronalen Plastizität;
- die sensomotorische Veranlagung des Menschen, seine Möglichkeiten und Veranlagung zu leichtem Lernen;
- Einblicke in die hoch komplexe Arbeitsweise des menschlichen Gehirns durch bildgebende Verfahren;
- wachsende Erkenntnisse in Bedingungen und therapeutische Ansätze zur Entwicklung von Introspektionsfähigkeit, Wahrnehmung und einem bewussten Verhalten.

2.2 Leitlinien der Körperverhaltenstherapie

Waches Interesse, Reaktions-, Wahrnehmungs- und Erfahrbereitschaft kennzeichnen gesunde, lebendige Menschen. Verhaltenstherapeutisch ist es sinnvoll und nützlich, mit Patienten die konkreten Bedingungen geglückten Verhaltens zu klären und diese therapeutisch zu nutzen. Körperverhaltenstherapie (KVT) versucht dazu Fragestellungen und methodische Ansätze zu bündeln, die eine verhaltensbezogene Körperarbeit ermöglichen (Klinkenberg 2002 a). Wesentliche Impulse resultieren aus der Arbeit von Heinrich Jacoby und Elsa Gindler. Auch kommen Aspekte der Feldenkrais-Methode oder der Progressiven Muskelrelaxation (in der Originalversion) als Modelle einer KVT in Betracht (Klinkenberg 2000, 2005).

Körperverhaltenstherapie *fördert zweckmäßiges Körperverhalten*. Sie zielt auf ein leichteres, angenehmeres, hedonistisch gefärbtes, der menschlichen Physiologie angemessenes und befriedigendes Körperverhalten. Der Ansatz ist *ressourcenorientiert*, indem er die jedem Menschen verfügbare und wieder erweckbare körperliche Kompetenz, seine sensomotorischen Fähigkeiten sowie die enorme Lernfähigkeit im Zusammenhang mit Bewegung (sog. »Bewegungslernen«) nutzt. Die Fähigkeit zu neugierig probierendem Verhalten ist ein Wesenszug der menschlichen Spezies. KVT weckt die grundlegende, in jedem Menschen angelegte Fähigkeit, probierend in Kontakt mit sich und der Umwelt zu sein und eigenes Verhalten befriedigender und friedlicher zu gestalten. KVT ist *lernorientiert*, reflektiert die Gesetze eines organischen und körperlichen Lernens und sucht danach, die Bedingungen für solche Lernprozesse zu optimieren.

Körperverhaltenstherapie zielt dabei immer auf *Verhalten insgesamt* einschließlich seiner emotionalen und kognitiven Aspekte, nicht nur auf einen Teilaspekt, etwa die Verbesserung einer bestimmten Bewegung. So häufig Einzelprobleme, wie Unwohlsein, Schmerzen, eine Bewegungseinschränkung, zwangsläufig am Beginn des Arbeitens stehen müssen: Die therapeutische Ausrichtung auf das Gesamtverhalten des Patienten unterscheidet Körperverhaltenstherapie von allen kürzer greifenden körperorientierten Methoden und Techniken.

Auf dem Hintergrund der Dissoziierung des Körperlichen bei psychosomatischen Patienten (siehe unten S. 109 f.) sucht KVT nach Wegen einer schrittweisen *Reintegration körperlicher Wahrnehmung und des Körperverhaltens:* Wie kann sich Bewegung und Handlung im Einklang mit dem ganzen Selbst vollziehen und befriedigend wie belebend wirken? In dieser Fragestellung trifft sich KVT mit anderen verhaltenstherapeutischen und verhaltensmedizinischen Ansätzen, die körperliche Spannungsregulation, euthymes Verhalten oder Achtsamkeit (»mindfulness«) als Therapieprinzipien in ihre Arbeit integrieren (Übersicht: Heidenreich & Michalak 2003, 2004). Dabei geht es darum, ein unreflektiertes Verfangensein in automatisierten Verhaltens- und Erlebensmustern zugunsten einer bewussten Verhaltenssteuerung (Selbstmanagement) zu verändern (Deautomatisierung). Um unerwünschtes Verhalten zu verändern, besteht in praktisch allen verhaltenstherapeutischen Indikationen inhärent die Notwendigkeit, Gegenwart umfassend wahrzunehmen und sich von aufdrängenden Gedanken und Gefühlen zu distanzieren (»metacognitive awareness«). »Achtsamkeit und Akzeptanz« spielen insbesondere in der Stressreduktion nach Kabat-Zinn (1990), in der achtsamkeitsbasierten kognitiven Therapie (MBCT) von Segal et al. (2002) sowie in der Acceptance and Commitment Therapy (ACT) von Hayes et al. (1999) sowie in der Dialektisch-Behavioralen Therapie der Borderline-Persönlichkeitsstörung (DBT) nach Linehan (1996) eine zentrale Rolle. Die Wirksamkeit achtsamkeitsbasierter Therapieansätze darf mit Effektstärken im mittleren Bereich als nachgewiesen gelten (Baer 2003, Bishop 2002, Grossman 2004).

Die Bedeutung von KVT für verhaltenstherapeutisches Arbeiten liegt in der Erweiterung des Blickfeldes und der Nutzung einer körperlichen, haptischen, mit allen Sinnen empfundenen Wahrnehmung des eigenen Verhaltens. Sie erweist sich darin als nützlich, dass kognitive Umstrukturierung oder emotionale Neuorientierung im Instrument Körper eine greifbare, mit allen Sinnen erfahrbare und besonders leicht lernfähige Erfahrungs- und Empfindungswelt finden kann. Es ist leichter, konkreter erfahrbar und überprüfbar, bei sich selbst körperliche Lernprozesse wahrzunehmen und zu fördern, als selektiv emotionale Empfindungen zu ändern oder bewusst neue kognitive Möglichkeiten zu »programmieren«.

»Beziehung« bedeutet in der Perspektive einer Körperverhaltenstherapie mehr als den Aspekt der therapeutischen Arbeitsbeziehung. Beziehung ist eine Grundoption menschlichen Verhaltens und sie ist immer auch körperlich. Beziehung entsteht durch Kontakt, auf den man reagieren kann, ohne dass störende innere Zustände die Lebendigkeit der Beziehung behindern. Entsprechende körperverhaltenstherapeutische Interventionen sind konkret, bieten Orientierung für das Verhalten insgesamt an und fördern eine überprüfbare Basis für die Verständigung zwischen Therapeut und Patient. Der Schlüssel zur Erarbeitung dieser Beziehungs- und Funktionsfähigkeit liegt in Achtsamkeit.

Zusammenfassend kann sich Körperverhaltenstherapie (KVT) so definieren:

1. Körperverhaltenstherapie ist ein verhaltenstherapeutischer Ansatz. Er impliziert den Blick auf das Verhalten und berücksichtigt Gesetzmäßigkeiten menschlicher Wahrnehmung, des Lernens und Verhaltens (Ressourcenorientierung). Das Menschenbild ist humanistisch geprägt und geht von einem Recht aller Menschen auf positive innere und sozialkommunikative Selbstbestimmung und Selbstrealisierung aus.
2. Der Ansatz nutzt wesentliche menschliche Ressourcen: insbesondere die sensomotorischen Fähigkeiten sowie die enorme Lernfähigkeit des Menschen im Zusammenhang mit Bewegung.
3. KVT zielt immer auf Verhalten insgesamt, nicht nur auf einen Teilaspekt, etwa die Verbesserung einer bestimmten Bewegung allein. Dabei geht es zumeist um eine schrittweise Reintegration von dissoziierter Wahrnehmung und Körperverhalten. Sie ist zugleich daran interessiert, die Behinderung einer körperlichen Funktion, soweit es die Funktionsmöglichkeiten zulassen, zu beseitigen.
4. KVT nutzt Anregungen aus Körper- und Selbsterziehungskonzepten mit teilweise weitaus grundsätzlicherer Zielsetzung als Modelle (z. B. Jacoby/Gindler-Arbeit, Feldenkrais-Methode), insofern sie Grundsätzen des Menschenbildes und wissenschaftlicher Überprüfbarkeit genügen.
5. Achtsam zu werden ist in körperverhaltenstherapeutischer Sicht nicht eine Übung, die zu einem bestimmten Zweck (z. B. Entspannung) eingesetzt wird, sondern eine grundlegende, essenzielle Funktionsmöglichkeit jedes Menschen. Neben Achtsamkeit zählen auch beispielsweise die Fähigkeiten des Menschen zu Kontakt und

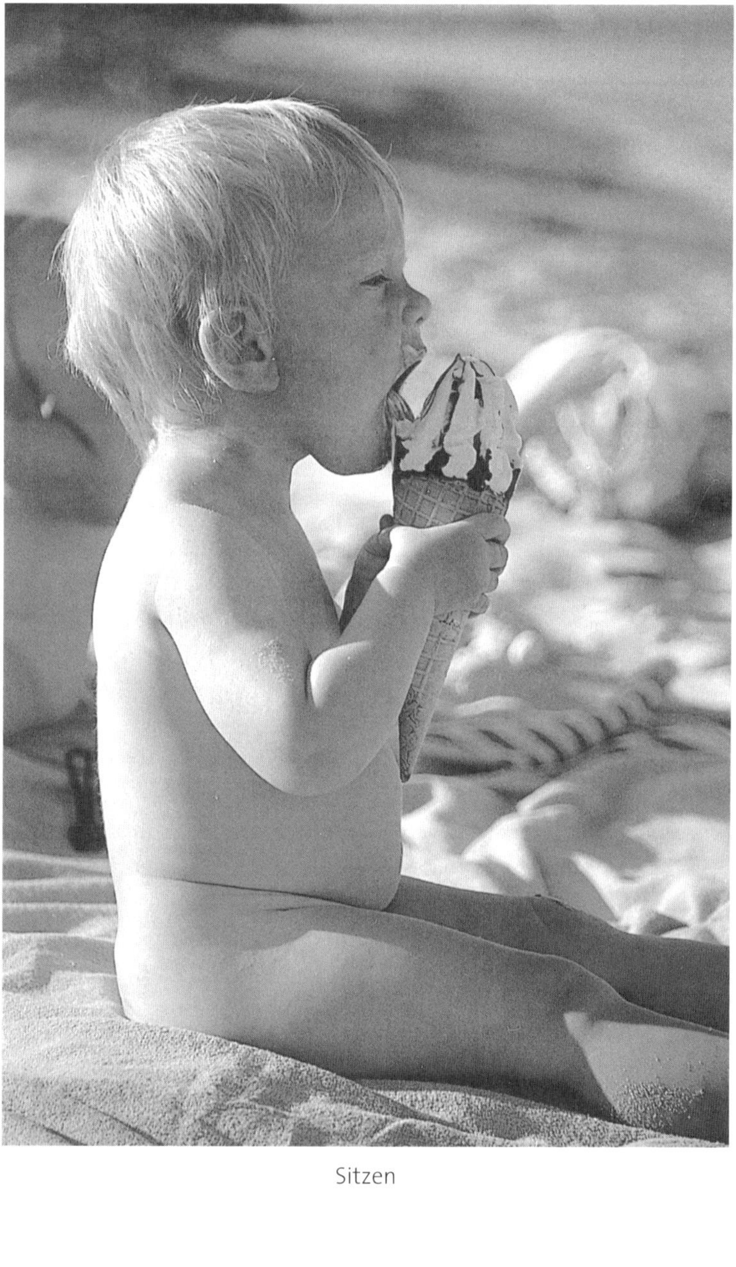

Sitzen

Beziehung, zu unterscheiden und zu vergleichen zu grundlegenden Verhaltensmöglichkeiten, die jedem gesunden Menschen lebenslang zur Verfügung stehen. Achtsamkeit hilft zur Integration menschlicher Empfindungen, Äußerungen und Verhaltensmöglichkeiten. Kognitive Umstrukturierung oder die Verarbeitung emotionaler Empfindungen können vom Einbezug achtsamen Verhaltens in die Therapie profitieren.

6. Insofern KVT allgemeine Gesetze körperlichen Lernens und menschlicher Ressourcen berücksichtigt, kann es sich keineswegs um einen auf Verhaltenstherapie beschränkten Ansatz handeln.

2.3 Therapeutische Wirkprinzipien der Körperverhaltenstherapie

Der Psychotherapieforscher Klaus Grawe hat, gestützt auf zwei umfangreiche Metaanalysen der Therapieforschung, Fakten über die Wirkung und Wirkungsweise von Psychotherapie herauskristallisiert. Erfolgreiche Psychotherapie lässt sich danach auf den Einfluss von vier Wirkprinzipien zurückführen, die auch in einer Körperverhaltenstherapie realisiert werden: Ressourcenaktivierung, prozessuale Aktivierung, Problembewältigung und motivationale Klärung (Grawe 2000).

Die Erlebens- und Gestaltungssphäre des Körperlichen und Achtsamkeit als menschliche Verhaltensmöglichkeit stellen bei jedem Patienten vorhandene *Ressourcen* dar, die nur wieder ins Spiel gebracht werden müssen, um sich weiter zu entwickeln und zu entfalten. Eine Fülle von Forschungsergebnissen weist darauf hin, dass Psychotherapie besonders gut helfen kann, wenn sie solche vorhandenen Ressourcen aufgreift. Als eine der wichtigsten Ressourcen wertete Grawe die zwischenmenschliche Beziehungsfähigkeit, die vorhanden ist oder in der therapeutischen Beziehung neu entstehen kann. In Beziehung zu sein ist ebenso wie Achtsamkeit oder (körperliche) Lernfähigkeit eine Grundoption menschlichen Verhaltens und gehört gleichermaßen zur biologischen Ausstattung des Menschen. Beziehung entsteht durch Kontakt, auf den man reagieren kann, ohne dass störende innere Zustände die Lebendigkeit der Beziehung behindern. Lebendig heißt eine Beziehung, durch die konkrete und nicht zuletzt auch körperliche Veränderung, letztlich Verwandlung geschieht. Körperverhaltenstherapeuten verstehen unter »Beziehung in der Therapie« mehr als den Aspekt der therapeutischen Arbeitsbeziehung zwischen Patient und Behandler, nämlich die Förderung der Beziehungsfähigkeit überhaupt, die neben der therapeutischen Arbeitsbeziehung in der Beziehung zu sich und zu den sich stellenden Aufgaben aktualisiert wird, und zwar von Anfang der Therapie an (Klinkenberg 2004; siehe auch weiter unten S. 118 ff.).

Problemaktualisierung oder prozessuale Aktivierung ist ein zweites empirisch breit abgestütztes Wirkprinzip. Damit ist gemeint, »dass Probleme am besten in einem Setting behandelt werden können, in dem eben diese Probleme real erfahren werden«. Körperverhaltenstherapie greift dies systematisch auf, indem Körperlichkeit und Achtsamkeit in jeder Therapieform eine Rolle spielen, d. h. nicht *über* den Körper verhandelt, sondern *mit* dem Körper erfahren wird, sei es im psychotherapeutischen Einzel- oder Gruppensetting. Dies schließt auch und gerade ein, dass Störungen deutlicher erfahrbar und identifizierbar werden.

Die Identifikation von Störungen, das Wahrnehmen von Fehlern sind unverzichtbare Voraussetzungen einer Verbesserung und *Problembewältigung* (drittes Wirkprinzip). Dabei ist es nach Grawe »für die therapeutische Wirkung entscheidend, *dass* der Patient die reale Erfahrung macht, besser im Sinne seiner Ziele mit der betreffenden Situation zurechtzukommen«, während das *wie* von der spezifischen Problematik und situativen Umständen abhängt.

Ebenso wird das Wirkprinzip der *motivationalen Klärung* in geradezu idealer Weise körperverhaltenstherapeutisch realisiert. Grawe unterschied klärungsorientierte Therapien von den eher bewältigungsorientierten kognitiv-behavioralen Therapien. Beide Aspekte werden in einer Körperverhaltenstherapie aufgegriffen. So stößt zielgerichtete Bewältigung beim Umgang mit Körper oder Achtsamkeit auf Grenzen, die sich vor jedem Utilitaristischen, Zielgerichteten mit regelmäßiger Zwangsläufigkeit aufbauen. In einem notwendigen Klärungsprozess erschließen sich motivationale Aspekte: Warum empfindet, verhält sich der Patient so und nicht anders? Was wird deutlicher? Dürfen solche Fragen *zur Frage werden* und sich als solche auswirken?

2.4 Ressourcen des Körperverhaltens

Körpererfahrung, die Funktionsmöglichkeiten, achtsam zu sein, und die Fähigkeiten des Bewegungslernens und einer Spannungsregulationsfähigkeit stellen als biologisch vorhandene Möglichkeiten lebenslange Ressourcen dar, auf die therapeutisch zurückgegriffen werden kann. So geht es in den Probiersituationen nicht um das Erlernen von etwas, das noch nie vorher realisiert wurde. Vielmehr geht es um das Wiederentdecken und Wiederaufleben von Funktionsmöglichkeiten, die in der Regel in Kindheit und frühester Jugend selbstverständlich funktioniert haben. Das durch Körpererfahrung mögliche Lernen setzt schon im Mutterleib ein, sobald die ersten neurologischen Voraussetzungen vorliegen. Schon der Foetus empfindet, bewegt sich, hört. Bezeichnenderweise räumt das Nervensystem den ersten embryonalen und frühkindlichen Erfahrungen des Fühlens mit den Händen, des Lutschens, des Spiels mit den Fingern und der Erforschung des nahen Gesichtsbereichs auf der »noch wenig beschriebenen Tafel« neuronaler Strukturen relativ viel Platz ein: Auf der neuronalen Landkarte der Großhirnrinde sind die motorischen und sensorischen Repräsentationen des Gesichts, des Mundes, der Lippen, der Hände und Finger überdimensional groß (sogenannter Homunculus) im Verhältnis zur Zahl der Neurone, die für den restlichen Körper verantwortlich sind. Wie bereits besprochen, ist die frühkindliche Entwicklung von den sensomotorischen Erfahrungen auf dem Weg zur Aufrichtung hin geprägt. Das sensomotorisch achtsame Kind spielt und konstruiert dabei die neuronalen Strukturen seines Nervensystems. Gleichzeitig prägen sich die wesentlichen Gesetzmäßigkeiten der Sinnes- und Wahrnehmungsphysiologie, des menschlichen Lernens überhaupt aus: die Möglichkeit achtsamer Kontaktnahme mit Schwerkraft und den daraus folgenden Qualitätsempfindungen oder die Potenz absichtsloser Kreativität. Im Bereich der Bewegungsentwicklung fällt die optimale Nutzung der Möglichkeiten auf: das Ausschöpfen der vollen Beweglichkeit der Gelenke, der sich nicht überanstrengende Einsatz muskulärer Kraft, die Beachtung notwendiger Pausen und Erholung oder der Umstand, dass ungestörte Kinder nicht fallen (Piaget & Inhelder 1980, Liedloff 1980, Hengstenberg 1993, Pikler 1997).

Irgendwann scheint sich dieser Prozess jedoch zu verändern. Die

Bewegungskompetenz von Kindern in zivilisierten Gesellschaften ist bereits im Grundschulalter vielfachen Untersuchungen zufolge erschreckend gering, die Unfallhäufigkeit von Schulkindern alarmierend. Gleichzeitig sinken Offenheit, Neugier und Interesse. Das lernbegierige Wesen scheint sich zu verändern, der »Lernstaubsauger« (siehe oben S. 30) scheint zu verstopfen. Wir nutzen ganz offensichtlich nur einen Bruchteil unserer Leistungsmöglichkeiten, hören auf zu lernen, sobald wir mit Gelerntem unmittelbare Zwecke erreichen. Was ist geschehen? Die Gründe, warum Lernen plötzlich zur Mühsal, oft zur Qual wird, sind vielfältig (dazu Feldenkrais 1978, vor allem 37–42). Erziehung, Schule und gesellschaftliche Einstellungen tragen wohl ihr gerüttelt Maß Schuld daran, dass Erfahrleitung und Kontakt in der weiteren Entwicklung systematisch vernachlässigt werden zugunsten von Machen und Wissen. Es ist auch die menschliche Struktur selbst, die den Umschlag in eine Welt von »Gewusstem« begünstigt. »Offenbar ist es in der Möglichkeit zu erkennen, zu vergleichen, zu beurteilen, nach Gründen zu fragen, die der Mensch als wesentliche Eigentümlichkeit seiner Organisation mitbekommen hat, gegründet, dass er dazu verurteilt ist, früher oder später seine selbstverständliche Unbefangenheit, sein Paradies zu verlieren.« (Jacoby 1994, 445) Zwangsläufig wird jeder heranwachsende Mensch »die nicht bewusste Beziehung an das Bewusstwerden verlieren. Es fragt sich nur, auf welche Weise und mit welchen Vorzeichen sich diese Ablösung des unbefangenen Daseins durch bewusstes Erkennen einleitet und vollzieht.« (Jacoby ebd., 447) Wie Jacoby bemerkt, setzt die Störung und Verstörung des Kindes, das noch nach innen wie nach außen reagiert, »mit dem Beginn systematischer Unterweisung ein; das heißt, mit der systematischen Lenkung der Aufmerksamkeit auf den Stoff, mit dem Beibringenwollen von Stoff, mit der Gewöhnung an Stoffbetrachtung als Orientierungs- und Auskunftsmittel – mit dem Ablenken von den Orientierungsmöglichkeiten in uns selbst, von denen das Kind noch nichts weiß, der Erwachsene nichts mehr weiß.« (Jacoby 1984, 71) Dem entspricht die neurobiologische Erkenntnis, dass der Mensch im Wesentlichen »kann«, während im Vergleich zu unserem Können unser Wissen »unglaublich bescheiden« ist (Spitzer 2002, 60). Solange Schul- und Ausbildungsinstitutionen in unserer Gesellschaft weiter permanent ignorieren, was Grundlagenfächer über die Bedingungen menschlichen Lernens ans Licht bringen, solange sie beibringen und belehren, statt Entfaltung zu fördern, wird es Psychotherapeuten nicht an einem Klientel in der Schulzeit geschädigter Patienten und frustrierter Lehrer mangeln.

So verformt der unachtsam gewordene junge Mensch plötzlich zu sein scheint, so wenig kann er sich jedoch prinzipiell aus den biologischen Bedingungen seiner bis dahin entwickelten Funktionsweisen lösen. Gesetzmäßigkeiten des Körperverhaltens drücken sich selbst in einem nicht als ideal zu bezeichnenden, qualitativ mangelhaften, dysfunktionalen Körperverhalten noch aus. Auch der schwer beeinträchtigt erscheinende Schmerzpatient gehorcht auf seine Weise den prinzipiellen Gesetzen körperlichen Lernens. Folgen wir einmal der nicht seltenen Geschichte eines solchen Patienten, entdecken wir auch in der bizarr anmutenden Geschichte seiner Körpererfahrungen noch Strukturen, die als therapeutische Ressource nicht verloren gehen: Nehmen wir einen Erwachsenen, der einen Unfall erleidet. Ein Bein ist verletzt. Die Reaktion ist selbstverständlich, er versucht die Phase der Belastung auf dem verletzten Bein kurz zu halten, er hinkt. Spricht man ihn wenig später darauf an, ist er vielleicht verwundert, weil ihm das Hinken derart zur Gewohnheit geworden ist, dass es ihm gar nicht mehr auffällt. Er hat – psychologisch ausgedrückt – gelernt, sein Verhalten automatisiert. Dies geschieht immer noch überraschend schnell und oft so überdauernd, dass er noch weiter hinkt, auch wenn die Verletzung lange abgeklungen ist. Lebenslang bleiben wir in dieser Beziehung lernfähig. Automatisierungsprozesse können so schnell sein, dass unsere Wahrnehmung davon langsamer ist als der Lernprozess; z. B. beim Betreten oder Verlassen eines Laufbandes am Flughafen. Jeder kennt diesen halben Schritt voller Unsicherheit. Noch auf Rückenmarksebene wird die neue Situation erfasst, analysiert, verarbeitet, das notwendige neue Verhaltensprogramm entwickelt und realisiert. Bis wir es in der Großhirnrinde (über langsamere Nervenleitungen) wahrnehmen, ist es schon längst gelernt.

Automatisierte Prozesse, Gewohnheiten haben jedoch auch einen möglichen Nachteil. Sie können länger überdauern, als sie wirklich notwendig sind, sie können dazu führen, dass wir andere Bewegungsoptionen nicht nutzen, und sie suggerieren, gegenüber ungewohnten Bewegungen »leichter« zu sein. Falten Sie einmal die Hände mit verschränkten Fingern und empfinden Sie, wie es sich anfühlt: Sie haben die Finger entweder so ineinander verschränkt, dass der linke oder der rechte Daumen der oberste Finger Ihrer gefalteten Hände ist. Verschränken Sie jetzt die Finger so, dass der andere Daumen der gefalteten Hände oben liegt. Wie fühlt sich dies an? Die meisten Menschen empfinden die andere Möglichkeit als fremd, oft sogar als unangenehm. Es existiert aber keine anatomische Struktur, die diesen gravierenden Unterschied erklärt, keine andere Ursache als die bloße Gewohnheit. Im Bereich unserer Bewegungsmöglichkeiten pflegen wir zahlreiche solcher gewohnheitsmäßigen Muster, wenn wir die Arme verschränken (rechter oder linker Arm obenliegend?), die Beine im Sitzen übereinanderkreuzen oder uns drehen, nach etwas greifen wollen usw. Oft hängen sie mit komplexeren Bewegungsabläufen zusammen. Versuchen Sie beispielsweise einmal aus wie zum Schöpfen verschränkten Händen Wasser zu trinken und empfinden Sie dabei die Qualität Ihres sich dabei beugenden Rückens. Legen Sie jetzt die Hände auf ungewohnte Weise (andere Hand als vorher unten) übereinander und empfinden Sie, wie sich Ihr Rücken jetzt beim Beugen und Trinken organisiert. Zumeist sind diese Muster (die nichts mit dominanten Gehirnhälften oder dem Geschlecht zu tun haben) in unserer Bewegungsentwicklung zufällig entstanden. Gewohnheitsbildung ist ein äußerst praktischer Lernvorgang. Er wirkt sich aber fatal aus, wenn »gewohnt« mit »leicht« verwechselt wird (zur Definition von »leicht« s. oben S. 34) und dazu beiträgt, unsere Einschränkung von Bewegungsmöglichkeiten zu verstärken. Es ist offensichtlich, dass die Armut an unterschiedlichen Bewegungsherausforderungen unter »zivilisierten« Lebensbedingungen das Spektrum von Bewegungsoptionen weiter einschränkt, die dem Nervensystem schließlich auch in Notfällen, z.B. bei einem Sturz, nicht mehr zur Verfügung stehen. Und es wird verständlich, warum heutige Menschen ihre Bewegungskompetenz im Erwachsenenalter als zwangsläufig abnehmend erleben, obwohl die wenigen Menschen, die bis ins hohe Lebensalter über hohe Bewegungskompetenz verfügen, diese Regel eindeutig widerlegen. Menschen, die (z.B. mithilfe der Jacoby/Gindler-Arbeit, der Feldenkrais-Methode oder anderer bewusster Bewegungs- und Erfahrmöglichkeiten) begonnen haben, ihre Bewegungskompetenz wieder zu erweitern, berichten übereinstimmend, auf welche verblüffende Weise das Nervensystem lernbereit bleibt. Mit Bewusstheit können dem Nervensystem neue, ungewohnte Bewegungsmöglichkeiten und Muster angeboten werden, auf die es zurückgreifen kann. Die »Nagelprobe« für solche Lernvorgänge zeigt sich charakteristischerweise in Situationen, in denen eine bewusste kortikale Willkürmotorik entweder gewohnheitsmäßig nicht ausgeübt wird oder nicht ausgeübt werden kann. Das ist z.B. bei einem überraschenden Sturz der Fall. Es zeigt sich dann, ob eine Bewegungsfunktion integriert ist.

Integriert heißt dabei, ob die Bewegung oder Handlung mit ihrem ganzen Selbst, ohne sich zu hemmen, ausgeführt wird. Zumeist behindern nämlich unbewusste parasitäre Bewegungen den eigentlich beabsichtigten Handlungsablauf. Ein vielfach zu beobachtendes Alltagsbeispiel ist die parasitäre Hemmung des Aufstehens aus dem Sitzen durch eine übertriebene Rückbeugung des Rumpfes und insbesondere der Halswirbelsäule, wobei eigentlich eine Vorwärtsbewegung des Rumpfes über die Füße und Beine verlangt ist, die deren Stützfunktion fordert. Identifizierbare Quellen parasitärer Bewegungen und eines dysfunktionalen Körperverhaltens sind Störungen, wie sie bereits im Kapitel über achtsames Verhalten besprochen wurden (s. oben S. 46 ff.).

2.5 Körperwahrnehmung und Körperverhalten bei Patienten mit psychischen und psychosomatischen Störungen

Psychische und psychosomatische Patienten leiden unübersehbar unter zahlreichen Beeinträchtigungen ihres Körperverhaltens (siehe Kasten). Diese betreffen sowohl eine gestörte körperliche Wahrnehmungsfähigkeit als auch Störungen der Funktion und der autonomen Selbstregulationsfähigkeit. Als »gemeinsamer Nenner« aller psychosomatischen Störungen des Körperverhaltens lässt sich die Nicht-Integration, d.h. eine Dissoziierung des körperlichen Erlebens sowie der körperlichen Verfügbarkeit und Gestaltungsfähigkeit, feststellen, und zwar quer durch alle psychosomatischen Diagnosen, auch wenn die diagnostischen Kriterien einer »dissoziativen Störung« nach der Nomenklatur der Medizin (ICD oder DSM) nur in den schwierigeren Fällen erfüllt sein mögen. Im Körpererleben des depressiven Patienten, im Angstanfall, bei Somatisierungsstörungen, Schmerzstörungen, funktionellen Sexualstörungen, bei Zwangserkrankten, beim ADHS oder der PTSD – immer gehören

Entfremdung, fehlende Integration des körperlich erlebten Ich sowie mangelhafte Verfügbarkeit und Gestaltungsfreiheit körperlicher Reaktionen mit zum Störungsbild. Die integrierende Kraft achtsamen Verhaltens kann das häufige dissoziative körperliche Erleben psychosomatischer Patienten heilen. Achtsamkeit befähigt sie schrittweise, wieder mit Leib und Seele in ihrem Tun dabei zu sein, wieder mehr auf ihren Körper zu vertrauen und mehr ganz zu werden.

Häufige Störungen von Körperverhalten bei psychischen und psychosomatischen Patienten:

- Gestörte körperliche Wahrnehmungsfähigkeit
- Geringes Vertrauen in Körpersignale
- Furcht vor innerem Chaos und neuartigen Erfahrungen
- Zuviel an Anspannung und Haltearbeit neben
- Nichtintegration von Körperteilen
- »Körperschema«-Störungen
- Fixierung auf Schmerzsymptome und »geschädigte« Körperbereiche
- Ängstliche Einengung von Bewegungsmöglichkeiten
- Fixierung auf gewohnte Bewegungsmuster
- Neigung zu schmerzhafter Körper(grenz)erfahrung
- Mangelnde Genussfähigkeit bei Bewegung
- Selbstbild als nicht mehr verbesserungs- und lernfähig

2.6 Bewegungslernen als Ressource

Strategien

Neben den bereits erwähnten Bedingungen menschlichen Lernens wird der Körperverhaltenstherapeut auch therapeutische Möglichkeiten berücksichtigen, die man in Anlehnung an M. Feldenkrais als »Strategien des Bewegungslernens« auffassen kann (Klinkenberg 2005a, 102–112). Damit sind Interventionen gemeint, die Verhalten entsprechend physiologischer Gesetzmäßigkeiten zu optimieren versuchen und sich durch konkrete Verbesserung von Bewegung wie körperlich erleb-

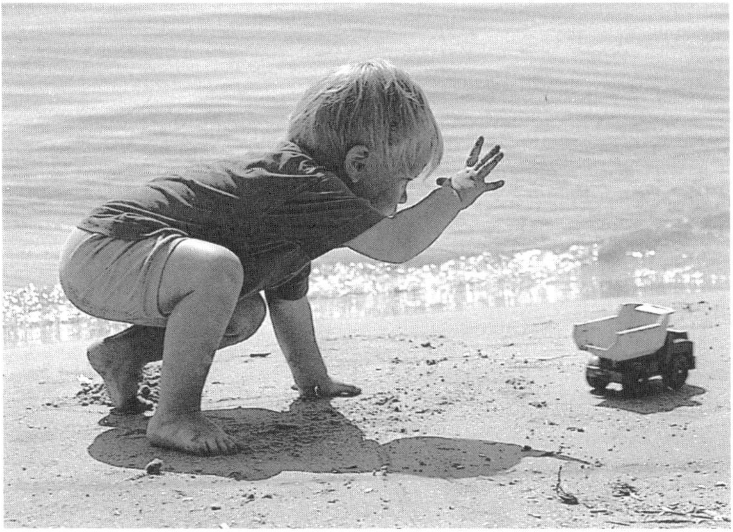

Was geschieht mit uns, wenn wir erleben?

bare Lernprozesse auszeichnen. Mit solchen »Strategien« sind keine technischen Tricks gemeint. Therapeutische Anregungen, ob sie nun durch die Sprache oder durch manuelle Berührung gegeben werden, können nur wirken, wenn ihnen das Utilitarische und Manipulative grundsätzlich fremd ist. Menschen lernen nicht leicht unter Diktat. Psychosomatische Patienten erkennen häufig erst im Verlaufe psychotherapeutischer Arbeit, wie sehr sie sich selbst schulmeistern. Lernen geschieht nur unter bestimmten Voraussetzungen. Zu den wichtigsten Bedingungen gehören:

- eine entspannte Umgebung, die in erster Linie der Therapeut verantwortet.
- Unterstützung (Übernahme von Arbeit durch den Behandler als Möglichkeit zu neuen Orientierungen und Reaktionen; z.B. Unterstützung, damit sich ein Körperteil dem Zug der Schwerkraft folgend legen kann).
- Anregen (Berühren ohne manipulative Richtungs- oder Zweckabsicht, ohne Korrekturabsicht, Wecken von Wahrnehmung in einem Körperteil).

- Lernrhythmus mit wiederkehrenden Pausen als Grundlage (Lernpsychologie: Verankerung von Eindrücken aus dem Ultrakurzzeitgedächtnis erst nach erneuter Verknüpfung/Assoziation).
- Bewegung kleiner werden lassen, langsamer ausführen (Steuerung der kinästhetischen Information entsprechend der Sinnesphysiologie).
- Variieren von Bewegungen und Kontextveränderung (Berücksichtigung der Bewegungsphysiologie, z. B. »Üben« als »Wiederholung ohne Wiederholung«).
- Bewegungsumkehr ohne Bewegungsstopp, Vorstellung von Bewegung und Variationsmöglichkeiten (Nutzung von Imaginationsfähigkeit; »mentales Training«).
- Erforschen unbefriedigender Bewegungsmuster auf der kontralateralen Seite (Lernen durch Unterscheiden; Nutzung neurologischer Vernetzung).
- Unterscheidung von Empfindungen in Qualität und Auswirkungen (Wiederbenutzung aller Sinnesqualitäten; Wahrnehmungslenkung).

Organisches Lernen

Wer sich mit Bewegung und der eigenen Körperlichkeit auseinanderzusetzen beginnt, stößt zwangsläufig auf Bedingungen eines dem Menschen natürlichen Lernens. Die ungestörte Entwicklung menschlicher Lernintelligenz kann man »organisches Lernen« nennen: Unter welchen Bedingungen lernt mein Organismus? Wie sollte mein Zustand sein, um leicht und angenehm Aufgaben zu lösen? Da Lernen in unserer Gesellschaft jedoch allgemein so unzweckmäßig veranstaltet, oft schon im Kindesalter gründlich verdorben und zumeist für den Rest des Lebens nachhaltig vergällt wird, benötigen viele Patienten häufig eine schrittweise Einführung in die Kunst dieses organischen Lernens. Dabei muss es vor allem darum gehen, sie für eine Entfaltung ihrer Anlagen zu interessieren statt für die »richtige« Anwendung von Regeln oder das vorschnelle »Erklären« von Empfindungen. Die folgenden »Ratschläge« haben sich bei der Arbeit mit Patienten bewährt und können das Lernen z. B. in einer Gruppenlektion erleichtern. Die »Ratschläge« empfehlen andere Verhaltensmaximen als die gewohnten Ratschläge des weit verbreiteten akademischen Lernens. Sie sind geeignet, zur Auseinandersetzung mit den Gesetzen des Bewegungslernens und zur kritischen

Überprüfung des eigenen Verhaltens anzuregen (Erläuterungen bei Klinkenberg 2005, 84–87):

1. Tue nichts, was dir in irgendeiner Weise zuwiderläuft.
2. Tue weniger, als du kannst.
3. Suche nach immer angenehmeren Varianten.
4. Mache es weder »richtig« noch »schön«.
5. Vermeide Konzentration auf einen Punkt.
6. Interessiere dich nicht für Ziele.
7. Ruhe dich häufig genug aus.
8. Übe gelegentlich nur in der Vorstellung.
9. Lass diese Art zu üben zu deiner Gewohnheit werden, aber brich gelegentlich mit deinen Gewohnheiten.
10. Vertraue dir selbst.

Verhalten »im grünen Bereich«

Eine andere Möglichkeit, um Ressourcen des Bewegungslernens zu wecken, ist die »Kurzformel«: »der grüne Bereich«. Wer die eigene Lern- und Funktionsfähigkeit optimieren will, sollte sich stets »in einem grünen Bereich« organisieren. Damit ist gemeint, dass Organismen aufgrund aversiver Erfahrungen intelligenterweise nicht zu lernen bereit sind außer, solche Erfahrungen nach Kräften zu vermeiden. »Grüner Bereich« heißt, alles zu vermeiden, was Schmerzen oder Unbill jeglicher Art verursacht. Kleine, langsame Bewegungen sind aufgrund der menschlichen Wahrnehmungsphysiologie leichter wahrzunehmen und zu unterscheiden als große und schnelle. Grenzen verändern sich dann und nur dann, wenn der Spielraum innerhalb der Grenzen erfahren, belebt und ausgeschöpft wird.

Zum »grünen Bereich« zählt auch, bei jeglicher Arbeit ausreichend Pausen einzulegen. Pausen derart, dass Erlebtes aufgenommen und verarbeitet werden kann und die Funktionsmöglichkeiten wieder reagierbereit werden. Pausen sind notwendig zur Speicherung von Lerninhalten und zur Weckung neuer Motivation, von Interessen und Appetenz. Würde man in der Gruppenunterweisung Pausen nicht beachten, wäre das Ergebnis nicht die wohltuende Lernentwicklung, die bei Beachtung von Pausen regelhaft entsteht.

Der ungestörte Mensch lernt von selbst. Die Übernahme angenehmer und zweckmäßiger Verhaltensweisen in den Speicher verfügbarer Verhaltensoptionen geschieht automatisch ohne besonderes Zutun. Derart gewonnene Gewohnheiten und Bewegungsmuster können jedoch auf Dauer gegenüber ungewohnter Bewegung Leichtigkeit vortäuschen (siehe oben S. 107 ff.). Deshalb ist es wichtig, Muster zu erkennen und durch Suchen nach Varianten aufzulösen und zu verändern. Ob Bewegung durch den Körper durchspielen kann, ohne dass ihr unsinnig Widerstand entgegengesetzt wird, und ob der Widerstand des Bodens als »Kraftquelle« genutzt werden kann, sind wichtige Fragen auf dem Weg zu mehr Harmonie in einem Organismus. Die Integration von Bewegung, ob alle Körperteile in Wahrnehmung und Äußerung einbezogen sind, ist das wesentlichste von außen sichtbare, objektive Kriterium in der körperverhaltenstherapeutischen Arbeit und natürlich auch bei dem hier vorgestellten Einbezug von achtsamem Verhalten in die psychotherapeutische Behandlung.

2.7 Spannungsregulationsfähigkeit als Ressource

Fast alle psychosomatischen Patienten leiden unter einem Ungleichgewicht körperlicher Spannung. Bei genauer Untersuchung findet sich zumeist ein Zuviel an Muskelarbeit in bestimmten Körperbereichen neben einem zu schlaffen Zustand in anderen. Angespannte Muskulatur ist für den Therapeuten leicht sichtbar. Aus körperverhaltenstherapeutischer Sicht sind weder Anspannung noch Entspannung per se ein wünschenswerter Dauerzustand. Die durch Entspannung erzeugte Abnahme des Muskeltonus, Herz-Kreislauf-Veränderungen (z.B. Pulsverlangsamung, Blutdrucksenkung), eine Verlangsamung der Atmung und Veränderungen der subjektiven wie objektivierbaren Gehirnaktivität sind nicht mit den Anforderungen des realen Lebens vereinbar. Entspannung als absolute Sollgröße der Muskulatur ist deshalb physiologisch unsinnig. Vielmehr erfordert gesundes (Körper-)Verhalten die Fähigkeit zu autonomer Spannungsregulation, Entspannung bis auf das von der anstehenden Aufgabe geforderte notwendige Maß, Anspannung so viel, wie es erforderlich und gewollt ist. Der Schlüssel für das erforderliche Maß einer Spannung kann nicht intellektuell, sondern nur in erlebtem Kontakt mit der jeweiligen Aufgabe gefunden werden. Die

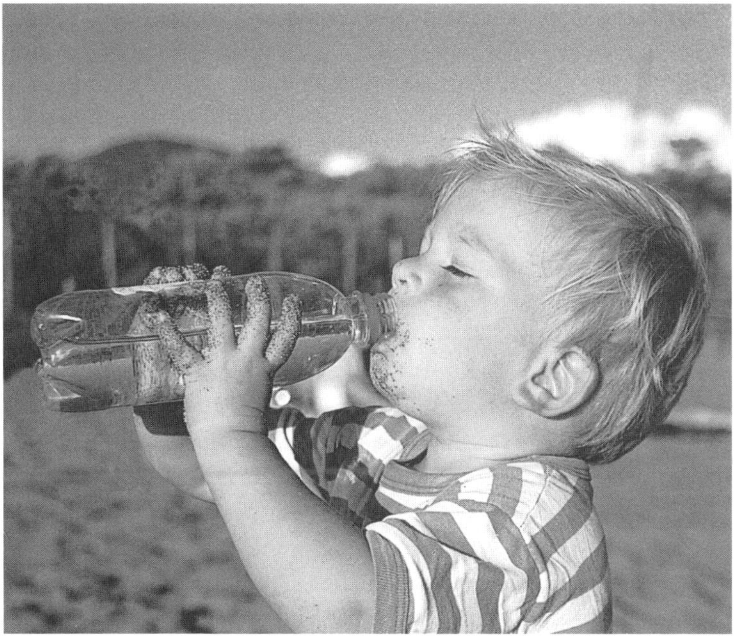

Dasein und Erleben bedeuten weder Anstrengung noch Erschlaffung

meisten Menschen verfügen über eine solche ungestörte Kontaktfähigkeit allenfalls nur im Kindesalter und neigen später dazu, im Alltag ständig mehr als notwendig zu tun. Ihr muskuläres und inneres Verhalten besteht dann überwiegend aus einem Wechsel zwischen Phasen hoher Anspannung und einem Zuviel an Arbeit mit Phasen des Nicht-mehr-Könnens, von Erschöpfung und Kollaps. Physiologisch wünschenswert ist jedoch ein »Wechsel der Energien, der auf jeden Reiz reagiert, der zunehmen, abnehmen kann nach der Beanspruchung« (Gindler 1926). Voraussetzung ist dazu aus körperverhaltenstherapeutischer Sicht die Erarbeitung eines unmittelbaren Kontakterlebens, eines »in Beziehung-kommens« mit den unmittelbaren Erfordernissen, damit körperliche Reaktionsweisen überhaupt wieder ins Spiel kommen können. Entspannung ist dabei vor allem aus zwei Gründen von Wert: Erstens kann im gelasseneren Zustand eher unbewusste Muskelarbeit unterlassen werden, die einer komplexen, teilweise reflektorischen organischen Körperorganisation entgegenwirkt. Zweitens ist die Empfindung des wirklichen Zugs der Schwerkraft an der Masse des Körpers erst möglich, wenn sie nicht durch ein Zuviel an Arbeit verdeckt wird. Entspannung als Lassen unnötiger muskulärer Aktivität ist somit eine Voraussetzung, damit Skelett und Boden physikalisch Last übernehmen können, die sonst häufig ohne Rücksicht auf schmerzhafte Folgen und Verlust von Lebensqualität von uns mittels Muskelarbeit »getragen« wird.

Klassische Entspannungsverfahren, wie die Progressive Relaxation nach Jacobson (Jacobson 1956, 1996) oder die Progressive Muskelrelaxation (Bernstein & Borkovec 1995), sind durch das Erlernen willkürlicher Entspannung in der Lage, ein optimaleres Körperverhalten vorzubereiten (Klinkenberg 1996, Gierra & Klinkenberg 2005). Körperverhaltenstherapeutische Unterweisungen zielen jedoch im Unterschied zu den beiden genannten Techniken oder auch im Unterschied zum Autogenen Training (Schultz 1976) auf eine bewusste Kontaktnahme mit den unmittelbaren Erfordernissen, etwa den Zug von Schwerkraft, die Einwirkung der eigenen Körpermasse auf den Boden (Schwerpunkt) und die Nutzung des Bodens. Die daraus resultierende Entspannung besteht im Lassen unnötiger Arbeit. Sie resultiert als »physiologische Entspannung« aus der lebendigen Beziehung zur jeweiligen Aufgabe und ist dadurch natürlich für verhaltenstherapeutische Arbeit von höchstem Wert.

3. Achtsamkeit in der psychotherapeutischen Praxis

3.1 Indikationen und Kontraindikationen

Das Diagnosespektrum für den Einbezug von Achtsamkeit ist breit. Patienten mit Ängsten, Depressionen, Zwängen, somatoformen Störungen, chronifizierten Schmerzen, Borderline-Störung – die Liste der Indikationen umfasst das gesamte Patientengut der psychotherapeutischen Praxis und psychosomatischer Kliniken. Achtsamkeitsbasierte Behandlungsansätze haben einen festen Platz in der Behandlung so unterschiedlicher Störungsbilder gefunden, wie zur Stressreduktion, zur Rückfallprophylaxe affektiver Störungen, im Rahmen der Dialektischen Therapie von Borderline-Störungen und bei der Behandlung von Abhängigkeitserkrankungen (Heidenreich & Michalak 2003). Dies legt die Vermutung nahe, dass wir es mit einem grundsätzlichen Therapieprinzip zu tun haben. Sicherlich stehen bei einzelnen Störungen nach heutigem Wissensstand andere Schwerpunkte im Vordergrund der Behandlung, etwa eine psychopharmakologische Unterstützung bei der schweren Depression oder Expositionsverfahren bei der Agoraphobie. Die therapeutische Einbeziehung von Achtsamkeit trägt aber zur qualitativen Verbesserung auch dieser Behandlungen bei. Die Einsatzmöglichkeit scheint im Spektrum psychischer und psychosomatischer Störungen eher ubiquitär zu sein. Achtsamkeit eignet sich als Brücke zwischen Empfindungen und Wahrnehmung zur Integration der Impulse und Bedürfnisse des menschlichen Organismus sowie zur Integration der menschlichen Äußerungs- und Handlungsmöglichkeiten. Kognitive Umstrukturierung oder die Verarbeitung emotionaler Empfindungen können von dieser Integrationskraft achtsamen Erlebens und Verhaltens nur profitieren. Wird der alternative Gedanke im Rahmen einer kognitiven Umstrukturierung störender Gedanken, die beispielsweise eine Schlafstörung aufrechterhalten, nicht von einem haptisch erlebbaren, nur dem, der achtsam wird, sich vermittelnden Empfinden der Echtheit begleitet, so bleibt der Versuch einer kognitiven Umstrukturierung zum Scheitern verurteilt. Zukünftige Evaluation wird sich nach derzeitiger Datenlage nicht mehr so sehr mit der Frage beschäftigen müssen, ob der Einbezug von Achtsamkeit therapeutisch effektiv ist. Interessanter dürfte es sein, ob sich Kriterien finden lassen, welche Patienten unter den derzeitigen Bedingungen des Gesundheitssystems eher von »Achtsamkeit als Funktionsmöglichkeit« oder von »Achtsamkeit als Methode«, eher von einer offenen oder eher von einer strukturierten Anleitung, achtsam zu werden (wie z. B. die weit verbreiteten 5-Sinne-Übungen), profitieren.

Kontraindikationen lassen sich für den Achtsamkeitsansatz nur als relative begründen. Wie für alle eher averbalen Verfahren gilt auch für die eher körperbezogenen, eher erfahrungsorientierten Achtsamkeitsübungen, dass sie für psychotische oder traumatisierte Patienten so lange kontraindiziert sind, wie nicht eine entsprechende Qualität der Arbeitsbeziehung zwischen Therapeut und Patient einem »sich verlieren« oder »symptomatisch werden« des Patienten vorbeugt.

3.2 Achtsamkeit als Ressource und Katalysator von Anfang an

Zu Beginn einer Psychotherapie erscheinen Patienten häufig und verständlicherweise wenig geordnet. Ihr Verhalten in der Aufnahmesituation lässt Dynamik und Schwere der Probleme, aber auch ihre Funktionsweisen (ihr System) und Ressourcen erkennen. Welcher »Typologie« die Patienten auch angehören mögen – die duldsamen, die somatisch fixierten, die äußerlich nicht belasteten Patienten, die Enttäuschten, die Trauernden, die Kulturfremden, die Ängstlich-Vorsichtigen oder die endgültig Frustrierten (z. B. Kobelt et al. 2002) –, ihr Körperverhalten ist ihr wesentlichster Ausdruck, stimmig oder brüchig zu dem, was sie sagen und vorstellen.

Neben dem Aufbau einer tragfähigen Arbeitsbeziehung stehen zu Beginn der Behandlung diagnostische Schritte und die hypothesengeleitete Verständigung über Therapieziele und Therapieschritte an. Es empfiehlt sich, bereits in dieser Anfangsphase besonders darauf zu achten, dass eine Kultur des therapeutischen Umgangs entsteht, die von Respekt vor der Person und Autonomie des Patienten und insbesondere von einem achtsamen Umgang mit dem Zustand des Körperverhaltens bei der Problembesprechung geprägt ist. Körperverhaltenstherapeuten kommunizieren mit ihren Patienten in einer Arbeitsbeziehung konkreter Verhaltenserprobungen. Der Blick bei der Erforschung des eigenen Verhaltens wird nach allen Seiten, auf die gesamte »Ökonomie« des körperlichen, inneren und äußeren sowie reaktiven Verhaltens geöffnet. Beziehung zu sich selbst und unverstörte Wahrnehmung der eigenen Empfindungen sind die Voraussetzung angemessener sozialer Interaktionen und Reaktionen. Echtheit und Authentizität können beispielsweise nur in dem Maße gelingen, wie wir Kontakt zu uns, den eigenen Empfindungsreaktionen und dem inneren Zustand haben. Meistens sind wir zu wenig in Kontakt mit uns selbst, um spontan reagierend und improvisierbereit, d. h. lebendig, zu reagieren. Und häufig sind wir zu wenig wach, um die gesamte Ökonomie unseres Verhaltens zu erfassen: das kybernetische Gefüge von äußeren Einflüssen und unseren Möglichkeiten, darauf zu reagieren.

Vergegenwärtigen wir uns die häufige Ausgangssituation: Etliche Patienten erscheinen derart von ihren Problemen überwältigt, dass sie sich wenig oder schlecht artikulieren können, andere vermögen sich durchaus sprachlich zu äußern, sehen aber vor lauter Bäumen den Wald nicht mehr. In einer solchen Situation ist es hilfreich, erst einmal zur Ruhe zu kommen. Dazu reden wir nicht von Ruhe, sondern suchen Verhaltensmöglichkeiten auf, die uns, den Patienten wie Therapeuten, zur Ruhe bringen können. Wir interessieren uns, ob wir gut sitzen, ob es uns irgendwo in unserem Körper unangenehm ist, wie wir reagieren könnten. Beide, Patient und Therapeut, können sich darum, jeder für sich, kümmern. Es entlastet die Probleme des therapeutischen Sprechzimmers, wenn beide Partner sich dafür interessieren dürfen, dass sie sich körperlich wohlfühlen. Oft ist schon der Wechsel der Sitzgelegenheit hilfreich. Auf einem glatten Hocker sind wir mehr gefordert, auf die Tragfähigkeit des Bodens zu reagieren. Wer als Therapeut diese Dimension in sein Sprechzimmer einführt, wird staunen, wie wesentlich unser körperlicher, sichtbarer und greifbarer Zustand auch für unser emotionales Erleben und die Ordnung unserer Kognitionen ist.

Der Vorteil eines solchen Vorgehens liegt dabei in der konkret erarbeiteten Erfahrung einer körperlichen, haptischen, mit allen Sinnen empfundenen Wahrnehmung des eigenen Verhaltens. Kognitive Umstrukturierung und emotionale Neuorientierung werden durch körperverhaltenstherapeutische Ansätze greifbar, konkret und überprüfbar. Dazu dienen vielfache Angebote des Erprobens konkreter Fragestellungen im Sinne der erwähnten Orientierung am Näherliegenden (s. oben S. 33 ff.). Z. B. wenn der Therapeut auffordert: »Versuchen Sie einmal (bei sich) anzukommen, sich im Sitzen wahrzunehmen; fahren Sie erst dann im Berichten fort, wenn Sie dafür bereit geworden sind …« oder: »Gönnen Sie sich eine Pause, in der Sie sich (wie ich auch) einfach nur darum kümmern, dass es Ihnen bequemer und angenehmer ist zu sitzen …« Bereits in solchen ersten Verhaltenserprobungen kann das Kritische des Zustands eines Patienten leicht akut werden. Dies geschieht allerdings – und das ist ein wesentlicher Unterschied zum üblichen »symptomatisch werden« des Patienten – in einem Klima, in dem die Option möglicher Verhaltensverbesserung bereits als Thema angeschlagen wurde. Ist es doch von Anfang an ausdrücklich erlaubt, dass es dem Klienten im Raum des Therapeuten angenehmer bei der gemeinsamen Arbeit wird, und zwar unter allen Umständen, auch jetzt, wo etwa Ungeduld, Anspannung, Wut oder Enttäuschung deutlich werden.

Es wäre ein Missverständnis, den hier vorgestellten Ansatz von »Beziehungsnahme zu sich selbst« auf psychophysiologische oder individualistische Aspekte einzugrenzen und die sozialen Dimensionen therapeutischer oder anderer Beziehungen als davon getrennt aufzufassen. Achtsam werden kennt keinen grundsätzlichen Unterschied zwischen dem Beziehungsverhalten zu sich selbst und zu anderen. Beziehungsaufnahme drängt gleichsam nach immer neuen Objekten. Dass dies keine bloße Abstraktion ist, wird in therapeutischen Beziehungen immer wieder deutlich. Patienten, die in Beziehung zu sich selbst kommen, entwickeln ein feines und unbestechliches Empfinden für die Qualität der Arbeitsbeziehung, etwa die Gehaltlosigkeit geplanter, routinierter Therapeutenfreundlichkeit, wenn diese – bei aller zum Schutz des Patienten gebotenen therapeutischen Distanz – nicht aus warmer Reaktion oder solidarischer Empfindung entsteht. Die Verhaltens- und Funktionsmöglichkeiten, in Beziehung zu treten, erscheinen, was ihre Objektwahl und Gestaltungsmöglichkeiten angeht, schier grenzenlos. Wer in Beziehung kommt, dem drängen sich neue Objekte und Gestaltungsmöglichkeiten von selbst auf. Beispielsweise führt das Erleben der eigenen Masse zwischen Schwerkraft und Boden zwangsläufig zur physikalischen Umwelt und ihren Gesetzen, etwa den »Gesetzen einfacher Maschinen« (z. B. Hebelgesetz, schiefe Ebene usw.) bis hin zum Gesetz kommunizierender Gefäße, die auch körperlich erlebt werden können (vgl. z. B. Probiersituation 12). In einer Gruppensituation zu innerer Ruhe gefunden zu haben, eröffnet Möglichkeiten einer gelasseneren Wahrnehmung und Kommunikation mit den anderen Teilnehmern. Dabei ist Beziehung bezüglich ihrer Qualitäten und Grenzen wählerisch und bevorzugt ein Spektrum hedonistischer, lustbetonter, anregender und lebendiger Qualitäten. Hierin liegt der vertrauenswürdigste Grund mitmenschlicher Beziehungen, dass alle Menschen, wenn sie achtsamer werden, leichter funktionieren, angenehmer und menschlicher werden.

Kommen Patienten in körperverhaltensorientierten Therapien mit sich selbst, ihrem Zustand und ihren psychosomatischen Störungen in Kontakt, und ist es gleichzeitig auch dem Therapeuten gelungen, mehr

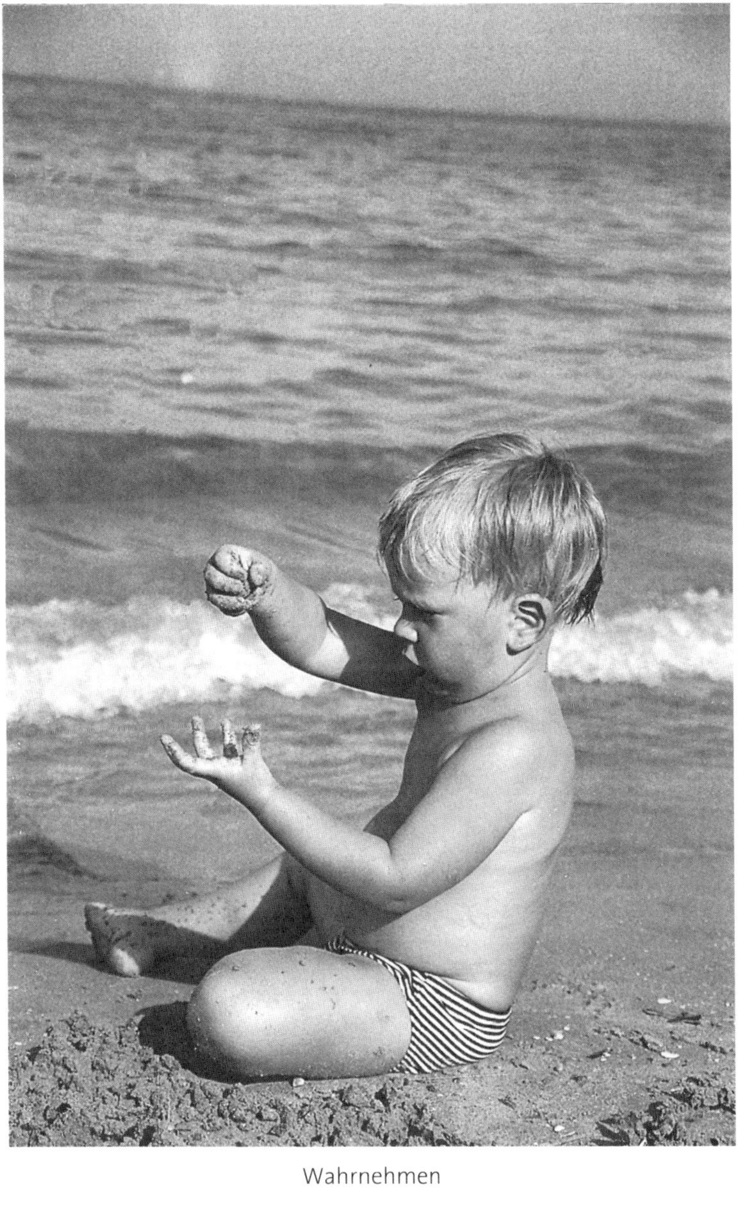

Wahrnehmen

bei sich anzukommen und ruhiger auf das unmittelbar sich Aufdrängende reagieren zu können, stehen beide in der idealen Ausgangsbeziehung gleichberechtigter und offener Menschen, die sich bei der gemeinsamen Klärung akut gewordener Aufgaben treffen. Verzerrungen der therapeutischen Arbeitsbeziehung, wie das Gefühl der Fremdbestimmung, resignative Passivität auf der einen oder Gefahren der Schulmeisterei auf der anderen Seite – solche Probleme sind in der Regel schon mit Beginn einer achtsamen körperverhaltenstherapeutischen Arbeitsbeziehung aus der Welt. Therapeutische Beziehung und Interaktion gedeihen dann weiter in dem Maße, wie die in der Psychotherapie deutlich werdenden Probleme und Fragen konkret und von Beginn an gelöst werden. Hieraus beziehen sie ja auch ihre Begründung und Berechtigung.

»Achtsamkeit von Anfang an«, für die hier plädiert wird, löst noch ein weiteres schwerwiegendes Problem. Die Möglichkeiten bewussten Verhaltens, die in körperverhaltenstherapeutischen Explorationen und Probiersituationen wiederentdeckt werden, wollen außerhalb des therapeutischen Settings genutzt werden. Der »Transfer in den Alltag« ist jedoch ein Problem, an dem Patienten und Therapeuten häufig gleichermaßen verzweifeln. Wie gelingt es, sich auch unter Alltagsbedingungen öfter daran zu erinnern, was es braucht, um sich bewusster zu verhalten, sich selbst gegenüber sachlicher zu sein und bereit zu werden für Kontakt? Dass viele Patienten das therapeutische Setting gleichsam als ein »extraterritoriales Gebiet« erleben, wo sie anders sein dürfen als in ihrem privaten oder beruflichen Umfeld, verschärft dieses Problem. Deshalb ist es hilfreich, von Beginn an »dem Alltag innerhalb des therapeutischen Settings« auf der Spur zu bleiben, das »Alltagsverhalten«, wie es sich während der Therapie zeigt, zur Frage werden zu lassen, zu erforschen und zu modifizieren.

Ein *Beispiel für den Alltagstransfer »in« die Therapiesituation:* Ein depressiver und ängstlicher Patient berichtet über eine schwierige berufliche Situation. Während der Patient darüber berichtet, drücken sich Ärger, Unsicherheiten und Selbstzweifel deutlich auch in seinem Körperverhalten aus: Er ist verkrampft, angespannt, hängt mehr im Stuhl, als dass er sitzt, reagiert nicht auf körperliche Schmerzsignale,

Teile seines Körpers wirken wie eingefroren und abgestellt, mit anderen »fuchtelt« er wild um sich, er ist »außer sich«. Natürlich wird ein Verhaltenstherapeut »kognitiv-behavioral« arbeiten, mit dem Patienten konkrete Situationen analysieren, Grundannahmen und »beliefs« klären. Er sollte sich aber die Möglichkeiten einer »näherliegenden Orientierung« nicht entgehen lassen: »Während Sie dies schildern, können Sie einmal darauf achten, dass es Ihnen beim Sitzen wohler werden kann?« Kann der Patient während der Schilderung seinen Zustand wahrnehmen? Was braucht es, angenehm und leicht zu sitzen? Kann er mit sich als Sitzendem (Sprechendem, sich Erinnerndem, Nachdenkendem ...) in Kontakt bleiben, während er berichtet? Kann er, wenn er diesen Kontakt erneut verliert, wieder zurückfinden? Wie wirkt sich dieser Kontakt aus? Verändert dies die Auswahl dessen, was er berichtet? Hilft der Kontakt bei der Unterscheidung von wichtig und nebensächlich, eigentlich und befürchtet, real und spekuliert? Erlebt er Unterschiede in seinem jetzigen und dem berichteten Gesamtverhalten? Kann er sich in dem augenblicklichen Zustand vorstellen, bisher gefürchtete oder vermiedene Situationen anders zu meistern?

Damit kann alles in einer Therapie zur Gelegenheit werden, bewusstes Verhalten zu üben: das Aufräumen im Anschluss an eine Gruppensitzung oder das »Vorbereiten« davor; das Ankommen vor der Therapiesitzung im Wartezimmer oder der Handschlag bei der Verabschiedung. Wenn es auch in den Therapiestunden selbstverständlich ist, dass jedes Verhalten zu jedem Zeitpunkt bewusst werden und sich verbessern kann, reduziert dies die Schwierigkeit des Transfers in den Alltag. Viele Patienten berichten dann spontan, wie es ihnen gelang, sich in dieser oder jener Situation anders als gewohnt und in der Regel befriedigender zu verhalten: beim Autofahren, in schwierigem Gespräch, bei einer beruflichen Konferenz, vor einer kritischen Entscheidung. Eine Verbesserung des Verhaltens wird sich auch beim Kartoffelschälen bewähren müssen. Jede Situation, jede Bewegung, alles Tun bietet Gelegenheiten für das Erleben angenehmer Qualitäten. Alles können wir leichter, ruhiger, bewusster, entschlossener tun. In jeder Wartesituation kann man wieder etwas mehr zu sich kommen, bereit werden zum nächsten Tun, mehr bei sich (geschlossener) und entschlossener handeln.

3.3 Funktionsstörungen des muskuloskelettalen Systems

Der therapeutische Einbezug von achtsamem Verhalten soll exemplarisch anhand von zwei Patientengruppen dargestellt werden, deren Störungen als schwierig gelten: Patienten mit sogenannten somatoformen Störungen bzw. Schmerzstörungen sowie Patienten mit chronisch komplexem Tinnitus. Beide Patientengruppen leiden an funktionellen Syndromen, d.h. Symptomen, die nicht durch einen körperlichen Defekt ausreichend erklärbar sind. Schmerzpatienten gelten als die schwierigere Patientengruppe, weil sie in der Regel zu spät psychosomatische und psychotherapeutische Hilfe aufsuchen, während Tinnitus in einer Patientengeschichte häufiger ein relativ frühes psychosomatisches Symptom darstellt. Bezüglich der größeren Irritierbarkeit von Aufmerksamkeit bestehen zwischen Tinnitus- und chronischen Schmerzpatienten Parallenen (Eccleston et al. 1997).

Körperliche Beschwerden ohne organische Ursache treten häufig auf, können leicht chronifizieren und stellen einen wesentlichen Teil der in Einrichtungen des Gesundheitswesens vorgetragenen Beschwerden dar. Somatoforme Störungen sind noch immer ein »großes unbekanntes Land zwischen Psychologie und Medizin«; dies weist auf »Schwachstellen unseres Gesundheitssystems« hin (Rief 1996, Rief & Hiller 1992). Häufig sind »Mischbilder« leichter körperlicher Befunde mit auffallender Beeinträchtigung der Funktion. Besonders unbefriedigend ist, dass die betroffenen Patienten zumeist erst sehr spät und nach vielen diagnostischen und therapeutischen Maßnahmen der organbezogenen Schulmedizin in Kontakt mit einem Psychosomatiker gebracht werden.

Auf der Basis empirischer Studien wurden drei Erklärungsmodelle formuliert, die zur Chronifizierung von Schmerzen im Sinne von »Teufelskreisen« beitragen und an denen entsprechende kognitiv-verhaltenstherapeutische Verfahren ansetzen: das psychosoziale Stress-Muskelspannung-Schmerz-Modell, das Angst-Vermeidungs-Modell und das Vermeidungs- oder Durchhalte-Modell (Überblick: Hasenbring 1996). Nach dem ersten Modell führen unterschiedlichste Belastungssituationen zu einer Erhöhung muskulärer Anspannung und über vermehrten

Anfall von Stoffwechselmetaboliten und eine verminderte Durchblutung zu einer Sensibilisierung und Aktivierung von Schmerz-Nozizeptoren in Muskeln und Sehnen. Das Angst-Vermeidungs-Modell beschreibt die Tendenz chronischer Schmerzpatienten zur Vermeidung schmerzauslösender Aktivitäten und zu körperlichem Schonverhalten, das zu muskulärer Insuffizienz mit nachfolgender Schmerzauslösung bereits durch geringere, alltägliche Muskelaktivität sowie zu sozialer Isolation und depressiven Stimmungslagen führt. Mit dem Vermeidungs- oder Durchhalte-Modell werden zwei gegensätzliche Verarbeitungsstile chronischer Schmerzpatienten beschrieben, die über den Teufelskreis der Schonung oder der dauerhaften Überlastung zur Aufrechterhaltung von Schmerzen führen.

Ab Mitte der 60er Jahre wurde mit der sogenannten »Gate-Control-Theorie« erstmals die Theorie eines auf neuronaler Ebene verankerten »Schmerzgedächtnisses« aufgestellt. Obwohl diese Theorie kritischen Einwänden nicht standhielt, gelten neuroplastische Veränderungen als Grundlage chronischer Schmerzstörungen heute als gesichert und wurden in jüngster Zeit durch Verfahren funktioneller Bildgebung in der Neurologie und Psychiatrie bestätigt. Neuroplastische Veränderungen durch Schmerzen lassen sich auf der Ebene der Schmerz-Nozizeptoren in der Muskulatur, auf Rückenmarksebene und supraspinal in vergleichweise stärker aktiven Arealen des Gehirns nachweisen.

Überanstrengungen und Verkrampfungen des muskuloskelettalen Systems sind aus körperverhaltensanalytischer Sicht die häufigste Ursache und aufrechterhaltende Bedingung funktioneller Schmerzen des Bewegungsapparats. In der einseitigen »Bewegungskultur« zivilisierter Industriegesellschaften entstehen Overuse-Syndrome geradezu zwangsläufig. Sie sind aber prinzipiell leicht behandelbar, wenn man Patienten wieder in die Lage versetzt, ihr Körperverhalten besser wahrzunehmen und autonom zu steuern. Wenn medizinische Diagnostik und Therapie dies nicht frühzeitig einbeziehen, sondern lediglich eine einseitige somatische Diagnostik und passive Behandlungskonzepte verfolgen, fördert dies leicht Somatisierung und Chronifizierung – bis hin zu jenen häufigen Fällen, in denen Patienten als therapeutisch hoffnungslose »Rentenbegehrer« Jahre zu spät der Psychosomatik »überlassen« werden. Die dadurch unnötig entstehenden Gesundheits- und volkswirtschaftlichen Kosten sind immens.

Overuse-Syndrome werden häufig durch einseitige berufliche Tätigkeiten begünstigt. Betroffen sind Menschen, die in Berufen mit länger dauernder einseitiger körperlicher Beanspruchung arbeiten, z. B. Schreibkräfte, Bildschirmarbeiter oder Berufsmusiker (zu Letzteren: Klinkenberg 2005, 174 f.). Wer entsprechende Patienten behandeln will, muss das Aufgabenfeld und seine potenziellen Konflikte kennen und über die Arbeitsbedingungen genau informiert sein. Einseitiges Körperverhalten kann aber auch ohne solche Dauerbeanspruchung allein schon durch Gewöhnung etwa an eine Schonhaltung nach Bagatelltrauma oder Vernachlässigung im Körperverhalten entstehen. Sinnvollerweise greifen körperverhaltenstherapeutische Strategien auf vorhandene Ressourcen des Patienten zurück. Zu diesen gehören Funktionsmöglichkeiten, wie wahrnehmen und reagieren, unterscheiden und genießen zu können. Werden sie geweckt, helfen sie, Einseitigkeiten, Gewohnheiten und schmerzbereitendes Körperverhalten früher zu erkennen und zu unterlassen. In der Praxis ist es immer wieder erstaunlich, wie rasch und in welchem Umfang solche dysfunktionalen Verhaltensweisen den Patienten bewusst werden, sobald sie nur einmal begonnen haben, sich selbst achtsamer wahrzunehmen. Solch ein »Dominoeffekt« ist stets Hinweis darauf, dass es gelang, die vorhandene »Achtsamkeitsressource« zu wecken. Die Wahrnehmungen der Patienten sind dann nur noch wenig spekulativ, sondern eher gelassen, verwundert, nachsichtig. Sie beobachten sich wacher, aber auch ruhiger und kommen allmählich in die Lage, sich auch gegenüber den Schmerzen und deren Bedingungen interessierter und gelassener zu erleben und zu verhalten.

3.4 Tinnitus als funktionelle Störung der Wahrnehmung

»Tinnitus« bezeichnet subjektive Ohr- und Kopfgeräusche, die von den Betroffenen als unangenehmes Pfeifen, Zischen, Klingeln oder Rauschen ohne identifizierbare äußere Schallquelle auf beiden oder einem Ohr wahrgenommen werden. Die Erkrankung beruht auf einer Funktionsstörung der Aufmerksamkeit. Das menschliche Gehirn ist in der Lage, die Unmenge sensorischer Informationen derart zu filtern, dass nur wenige, wichtige Informationen bewusst wahrgenommen werden.

Ohne dass wir dies jedes Mal bewusst wahrnehmen, werden Geräusche, wenn sie neu vom Ohr aufgenommen werden, vom Nervensystem daraufhin überprüft, ob eine bestimmte Reaktion geboten ist oder ob man sich an ein Geräusch gewöhnt und es, da ungefährlich und unbedeutend, nicht (weiter) bewusst wahrnehmen und darauf reagieren muss. Diese zweckmäßige Funktionsfähigkeit des Nervensystems ist bei Tinnitusbetroffenen gestört. Empirische Daten insbesondere aus Tierversuchen stützten dieses vor zwei Jahrzehnten formulierte informationstheoretisch begründete Modell einer dysfunktionellen Aufmerksamkeitsfokussierung. Danach beruht das Leiden auf einer gestörten Gewöhnung (Habituation) des Zentralnervensystems an die empfundenen Ohrgeräusche (Hallam 1987). »Demnach ist Tinnitus eigentlich keine Krankheit, sondern eine durch Stressfaktoren hervorgerufene Entgleisung normaler Kontrollmechanismen« des Gehirns, »Tinnitus entsteht im Gehirn« (Langner 1998).

Jenseits des Kindesalters leiden schätzungsweise ca. 3 Millionen Bundesbürger an einem chronischen Tinnitus; ungefähr die Hälfte von ihnen »mittelschwer bis zur Unerträglichkeit« (Knör 1999). Diese Patienten mit einem sogenannten »chronischen, komplexen (dekompensierten) subjektiven Tinnitus« stellen die Zielgruppe verhaltensmedizinischer Behandlungskonzepte dar. Sie leiden gehäuft an Depressionen, Dysthymie, Angststörungen (Panik, Agoraphobie, soziale Phobie) oder dem Missbrauch psychotroper Substanzen. Fichter und Goebel (1996) weisen auf von ihnen häufig beobachtete »Grundhaltungen« von Betroffenen mit chronisch komplexem Tinnitus hin: hohes Kontrollbedürfnis, eine ausgeprägte »Kopfbezogenheit«, Schwierigkeiten, Kränkungen emotional zu verarbeiten, Perfektionismus, hohe Verantwortungsbereitschaft, eine Grundhaltung des »Durchhaltenmüssens« oder ein Leben in innerer Unruhe, Hektik und unter Zeitdruck. Möglicherweise bestehen Beziehungen zwischen diesen Mechanismen der Fehlererkennung und Fehlerkorrektur, wonach eine pathologisch verstärkte Fehlermeldung bzw. Aufmerksamkeitsfokussierung zu kontrollierenden Verhaltensweisen führt (Spitzer 1999).

Da die zwanghafte Fokussierung ihrer Aufmerksamkeit auf das quälende Ohrgeräusch das zentrale Problem der Tinnitusbetroffenen ist, verwundert es nicht, dass sich Aufmerksamkeitstrainings für Tinnituspatienten als effektiv erwiesen haben (Lindberg & Scott 1992). Das

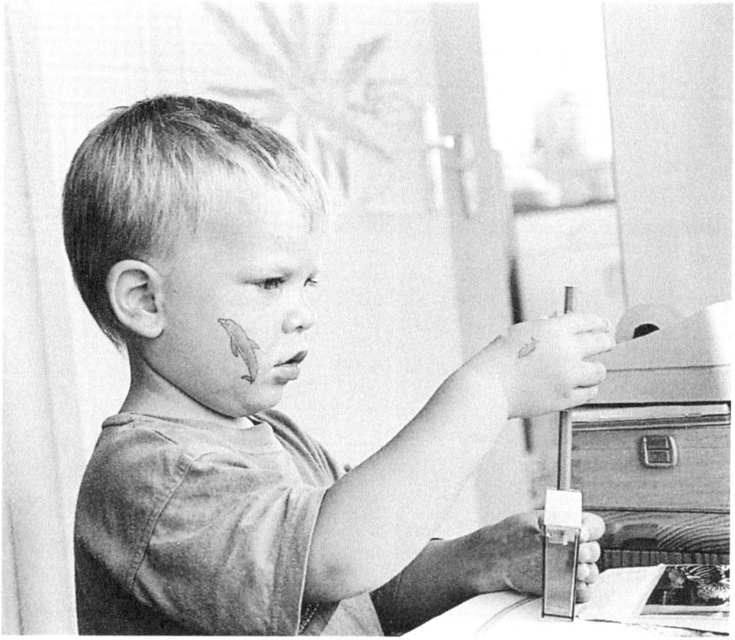

Erfahrbereit handeln

»therapeutische Agens« scheint in der wiedergewonnenen Kontrollüberzeugung über das aversive Tinnitusgeräusch zu liegen. Probiersituationen, wie sie in diesem Buch vorgeschlagen werden, bringen Patienten wieder mit ihren Funktions- und Verhaltensmöglichkeiten in Kontakt, z. B. störende Verhaltensimpulse, wie Panikbereitschaft, zu lassen, Aufmerksamkeit auf das Unmittelbare zu lenken, Erfahr- und Machleitung zu unterscheiden. Sämtliche Aspekte dieser Auseinandersetzungen können im Sinne psychologischer Entkatastrophisierung, Exponierung oder kognitiver Umstrukturierung auch auf das Verhalten gegenüber dem störenden Ohrgeräusch angewendet werden.

Wie bei der Behandlung somatoformer Störungen ist der körperbezogene Ansatz auch bei der Behandlung von Tinnituspatienten von besonderem Wert. Ein häufiges körperliches Problem von Tinnituspatienten sind funktionelle Störungen der Halswirbelsäule, die von über der Hälfte der Tinnituspatienten als für den Tinnitus ursächlich empfunden werden (Goebel 1997). Häufig sind auch möglicherweise ursächliche oder zumindest in der Wahrnehmung der Patienten in Zusammenhang stehende Beziehungen zu anatomischen Besonderheiten oder funktionellen Störungen im Bereich der Zähne oder des Kiefers. Auf diese Problemzonen können Interventionen, die Achtsamkeit und Körperlichkeit einbeziehen, geradezu ideal eingehen (vgl. auch Klinkenberg 2005, 175–181).

3.5 Fallberichte

Fallberichte kann man unter verschiedenen fachlichen Gesichtspunkten lesen: Vergleich der Ausgangssituation und des Problems mit den Verbesserungen und gefundenen (gelernten) Lösungen infolge der Therapie; der Vergleich psychometrischer Erhebungen in der Eingangs- und Ausgangsdiagnostik, Fortschritte in der Klärung der Fragestellungen, Einbezug und Aktivierung des Patienten im Laufe der Behandlung usw. Alle diese Vergleiche sollen zwar zumindest kurz angeschnitten werden, für das Thema dieses Buches scheint es aber vor allem sinnvoll darzulegen, in welchem Maß Achtsamkeit als Ressource wiederentdeckt wurde und zu einer wesentlichen Umorientierung des Verhaltens beitrug.

Frau E. R.

Körperverhaltenstherapeutische Interventionen sind daran interessiert, den Patienten schrittweise Erfahrungen machen zu lassen, die Grundlage einer Verständigung zwischen Therapeut und Patient werden können. Es wird dann weniger über abstrakte Begrifflichkeiten gesprochen als über vom Patienten gemachte Erfahrungen. Erst ausreichende eigene Erfahrungen des Therapeuten erlauben es, dabei in der Gesprächsführung so flexibel zu sein, dass man dem Tempo und den Entdeckungen des Patienten folgen kann, ohne das grundsätzliche Anliegen einer Vermittlung wesentlicher Aspekte für die weitere Arbeit aus dem Auge zu verlieren. Ausschnitte aus einem Gespräch mit einer Patientin (mit den Diagnosen: depressive Anpassungsstörung bei beruflicher Belastung und chronisch komplexer, dekompensierter Tinnitus) soll Eindrücke von einem solchen Verständigungsversuch vermitteln, der bei aller Zielgerichtetheit (Vermittlung eines bestimmten Wissens für weitere Übungen zu Hause) versucht, konkrete Erfahrungen zur Grundlage der Arbeit werden zu lassen.

Therapeut: Wie ist es eigentlich mit der Empfehlung, die ich Ihnen zum Ende der letzten Sitzung gegeben habe? Ich hatte Ihnen empfohlen, sich einmal am Tag für zehn Minuten Zeit zu nehmen, sich auf den Boden zu legen und zu spüren, ob Sie sich tragen lassen und an den Boden abgeben können. Haben Sie das mal gemacht?

Patientin: Ja, nicht immer. Gestern habe ich es noch mal versucht, auf dem Sofa, aber das hat irgendwie nichts gebracht.

Th: Auf dem Sofa? Erinnern Sie sich noch an die Begründung, die ich für den Boden genannt habe?

P: Hm, ich weiß nicht.

Th: Ach, das hat einen ganz einfachen Grund. Wie ist das im Moment in dem Sessel, in dem Sie sitzen? Können Sie einmal die Augen schließen – ich schaue weg, damit Sie dabei nicht gestört werden – und wahrnehmen, wie Sie sitzen?

P: *(Schließt die Augen, probiert)* Hm …

Th: Nehmen Sie einfach nur wahr, ob Ihnen etwas auffällt.

P: Ja hier, da bin ich ein bisschen schief *(weist auf die Seite, auf der sie sich auf die Lehne stützt).*

Th: Und wie ist es da, eng oder weit?

P: Hm, eher eng.

Th: Und die rechte Schulter?

P: Eng *(versucht, sich gerader zu setzen)*

Th: Und wie ist es mit den Beinen?

P: Hm *(schaut an sich herunter, die Fesseln sind übereinandergeschlagen, die Füße seitlich weggekippt).*

Th: Wie fühlt sich das in den Oberschenkeln an: eng oder bequem?

P: Na ja, ein bisschen eng.

Th: Und die Unterschenkel und Füße?

P: Na die liegen da, ganz bequem, finde ich.

Th: Haben Sie Lust auf eine kleine Untersuchung? Schieben Sie doch mal den Sessel zur Seite und nehmen Sie sich den Hocker da, um sich draufzusetzen.

P: *(Holt sich den Hocker, setzt sich drauf)*

Th: Wenn Sie wollen, können Sie noch mal die Augen schließen und spüren, wie sich das jetzt anfühlt.

P: *(Schließt die Augen, sitzt eine kurze Weile und lacht dann)* Ja, so sitz ich grade, aber wenn ich so sitze *(streckt sich ein bisschen nach oben)*, dann geht das ja nicht lange, dann will ich ganz krumm werden *(macht Rundrücken)*, aber das ist auch nicht schön.

Th: Ja, da entdecken Sie was. Wenn wir uns so anstrengen *(streckt sich auch, wie zuvor die Patientin)*, dann geht das nicht lange, dann kommt der Kollaps.

P: *(Lacht)*

Es folgt ein Verständigungsversuch darüber, was Anstrengung und Kollaps miteinander zu tun haben, über die Frage, auf welchen Teilen des Skeletts wir sitzen, wie wir im Sitzen vom Boden gestützt werden und uns tragen lassen können. Die Patientin wird ermuntert auszuprobieren: angestrengtes Geradehalten und Kollabieren zu unterscheiden, dass sich tragen und stützen zu lassen sich anders anfühlen; dass es zum Sitzen gerade nur so viel muskulärer Arbeit bedarf, dass die Konfiguration im Raum erhalten bleibt. Zur Erklärung wird eine kleine Flasche benutzt, die auf dem Verschluss steht, ähnlich wie auf Seite 35 f. beschrieben wurde.

Th: Ahnen Sie, welchen Vorteil der Hocker gegenüber dem Sessel hat?

P: Der ist klarer. Aber es drückt auf den Sitzhöckern.

Th: Noch drückt es. Es ist entscheidend, wie wir uns auf den Sitzknochen niederlassen. Knochen ist für Zug und Reibung empfindlich, weniger für Druck.

Es folgt ein Ausprobieren am Schienbeinknochen, der für Druck relativ unempfindlich, für Reibung (und den Zug von Muskulatur) wesentlich empfindlicher ist. Die Patientin wird ermuntert, die Sitzbeinhöcker nacheinander einzeln abzulüften und sich erneut mit der Masse des Rumpfes darauf niederzulassen. Die Patientin wird eingeladen, zum Stehen zu kommen, wie es der Therapeut dann für sich auch tut. Erneut wird besprochen, dass die Bedingungen die gleichen sind wie beim Sitzen und dass es auch ein Niederlassen und sich Tragenlassen auf den Boden unter den Füßen gibt. Diesmal ist es sogar klarer als beim Sitzen, weil die Fläche kleiner ist. Dies gibt das Stichwort, die Ausgangsfrage wieder aufzugreifen, welchen Vorteil klare Bedingungen, wie der Hocker oder der Boden haben; sie helfen klarer zu empfinden, wie wir uns organisieren und erlauben, unmittelbarer zu reagieren. Die Patientin berichtet, dass sie bei der Arbeit – Publikumsverkehr in einer Behörde – bereits öfter begonnen hat, auf ihr Sitzen zu achten und ihre Positionen zu wechseln. Gegen Ende berichtet sie:

P: Gestern hab ich gemerkt, wenn ich so abgeklemmt sitze *(fasst sich an den Hals und zieht den Kopf ein)*, dass dann das Ding [der Tinnitus] anfängt zu rauschen. Und wenn ich nachts viel gebissen habe – ich habe ja eine Beißschiene –, dann rauscht es morgens auch mehr …

Frau A. R.

Frau A. R., eine freundliche 42-jährige Frau, verheiratet, Mutter dreier Kinder, kommt in die Sprechstunde. Sie ist eigenständig und bequem gekleidet. Ihre Körpersprache wirkt ein wenig steif, etwas verkrampft, sie bewegt sich eher vorsichtig. Im Erstgespräch berichtet sie spontan, dass sie bereits seit 18 Jahren an Angst- und Panikattacken leide, seit sie sich nach Trennung vom ersten Ehemann allein in ihrer neuen Wohnung befunden habe. Ein Jahr später habe sie ihren jetzigen Mann kennengelernt. Mit der Zeit habe sie gelernt, dass sich Angst und Panik bei ihr auf viele Weisen zeigen. Seit 16 Jahren leide sie an »Migräneattacken« in Verbindung mit Angstattacken. Frau R. schildert einen aktuellen Konflikt an ihrem Arbeitsplatz, der sie um ihren Schlaf bringe. Sie sei nervös, reizbar, quäle sich mit zwanghaften Gedanken und empfinde körperliche Schmerzen. Seinerzeit sei bei ihr eine Fibromyalgie diagnostiziert worden.

Aufgrund der schlechten Gesamtverfassung von Frau R. entschied sie sich, einen Monat nach Beginn der ambulanten Gespräche eine stationäre Behandlung in der Parkklinik Bad Bergzabern zu beginnen. Die Diagnosen lauteten:

Panikstörung (episodisch paroxysmale Angst) (ICD-10: F 41.0)
Generalisierte und chronifizierte Angststörung (ICD-10: F 41.1)
Mittelgradige depressive Episode (ICD-10: F 32.1)
Anamnestische Episoden einer dissoziativen Bewegungsstörung (ICD-10: F 44.4)
Fibromyalgie-Syndrom (ICD-10: M 79.7)

Zu den beiden letzten Diagnosen berichtete Frau R., vor sechs Jahren sei eine große Reise mit der gesamten Familie geplant gewesen, die die Schwiegermutter spendiert habe. Je näher der Termin gerückt sei, desto stärker sei die Patientin unter Spannung geraten. Gleichzeitig habe sie ihre sportliche Betätigung verstärkt, wobei sie viermal wöchentliches Jogging im Umfang von 7 bis 10 Kilometern pro Termin angab. Plötzlich habe sie dann jedoch Lähmungserscheinungen nach dem Laufen empfunden, auch sei die Zunge über zwei Tage gelähmt gewesen, sie sei bettlägerig geworden. Auf Befragen sagt sie, dass sie im Akutstadium hyperventiliert, Taubheits- und Kribbelgefühle in Händen und Beinen empfunden habe. Vor vier Jahren sei dann die Fibromyalgie diagnostiziert worden. Sie leide vor allem an Spannungen in den Unterarmen, aber auch im Rücken. Die Spannung »in den Gelenken« sei zeitweise so heftig, dass sie nicht in der Lage sei, einen Stift zu halten oder zu schreiben.

Bis zur Aufnahme hatte Frau R. in den vergangenen 18 Jahren nicht weniger als 13 verschiedene Haus- und Fachärzte sowie Psychiater, Neurologen, Internisten, Chiropraktiker, Heilpraktiker und einen Psychologischen Psychotherapeuten aufgesucht. Von der Aussage »Ich habe jetzt keine Zeit für solche Probleme, das Wartezimmer ist voll« bis zur Meinung, Frau R. »pflege« ihre Angst-/Panikstörung »als Ersatzpartner« reichen die Erfahrungen der Patientin, die u.a. Aponal, Amioxid und Diazepam verordnet bekam. Einmal, nach dem Gespräch mit dem Psychotherapeuten, dachte sie sogar an Suizid …

Bei der körperlichen Untersuchung zeigte sich eine erhöhte Druckschmerzhaftigkeit an 12 von 18 der charakteristischen Druckpunkte, die für eine Fibromyalgie sprechen. Die übrige körperliche und neurologische Untersuchung war ohne pathologischen Befund. Klinische oder laborchemische Hinweise auf andere Gelenk- oder Entzündungskrankheiten bestanden nicht. Psychometrisch fanden sich in einem psychologischen Fragebogentest (SCL-90-R) erhöhte Scores für Somatisierung, Zwanghaftigkeit, Depression, Ängstlichkeit und Aggressivität.

Es würde zu weit führen, die Erfahrungen der Patientin im Rahmen des multimodalen, interdisziplinären Behandlungsangebots unserer Klinik in allen Details zu beschreiben und die unterschiedlichen Lösungswege zu schildern, die mit Frau R. bezüglich ihrer Lerngeschichte, ihrer Arbeitssituation, ihres Konfliktes mit dem Arbeitgeber, bezüglich ihres

Bekanntenkreises, ihres Ehe- und Familienlebens, ihres Umgangs mit Depression, den Ängsten und Panikattacken oder zur Migräneprophylaxe erarbeitet und von ihr schrittweise umgesetzt wurden. Von Beginn an konnte achtsames Verhalten bei der Bearbeitung dieser Themen in der Einzeltherapie thematisiert und berücksichtigt werden, sehr rasch auch als eine von der Patientin wertgeschätzte Voraussetzung für das Therapiegespräch. Sie war sehr empfänglich für die Anregung, vor den Einzelsitzungen etwas früher »anzukommen«. Sie stand oder saß dann zumeist in der Wartezone, verschmähte die ausgelegte Lektüre, schloss die Augen, versuchte sich vom Boden tragen zu lassen und erlebte, wie sie langsam zu Atem kam, ruhiger und bereiter für das Gespräch wurde. Auf diesem Wege war der Körper bereits eine Quelle erster angenehmer Empfindungen, noch bevor wir auf den Umgang mit körperlichen Schmerzen, deren Lerngeschichte und verhaltensanalytischen Zusammenhänge zu sprechen kamen.

Vier Monate nach Beginn der Zusammenarbeit, d.h. nach fünf Wochen stationärer Therapie und zehn Einzelbehandlungsstunden sowie Teilnahme an den zweimal wöchentlich stattfindenden Achtsamkeitsgruppen im Rahmen des Nachsorgeprogramms der Klinik, schrieb Frau R. das folgende Resümee:

»Seit 4 Monaten lebe ich achtsamer. Wie vieles sich verändert hat, hier eine Aufzählung:

Mein Körpergefühl, als Einheit zu sein (Ich habe mich noch nie so wohl ›in meinem Körper‹ gefühlt)
Mehr Selbstsicherheit, sich selbst nicht zu bewerten
Mehr Offenheit gegenüber anderen Menschen, ohne sie zu bewerten
Nicht auf schwierige Zustände anderer reflexhaft zu reagieren (für mich ganz wichtig, aber schwierig)
Selbst zu reagieren
Keine Gliederschmerzen (Wenn ich welche habe, weiß ich warum; ›Machleitung‹)
Keine Rückenschmerzen
Viel mehr Vitalität und Frische
Keine Migräne
Keine Schmerztabletten
Nicht so schnell erschöpft

Spaß an der Arbeit
Mein Mann sagt, meine Ausstrahlung
Erster Urlaub nach 18 Jahren ohne Verfolgungsängste, ich konnte durchschlafen!
Ich hab noch nie so gut Federball gespielt
Bei meiner ersten Ergotherapiestunde war ich nicht in der Lage, vier Plastikbecher auf den Tisch zu stellen, ohne dass sie mir zu Boden gefallen sind! Jetzt fällt mir nichts mehr aus der Hand
Ich konnte die Enge um mich herum spüren, ein Empfinden, als ob ich in einer Glaskuppel sitze! Kein Gefühl der Einsamkeit mehr
Fast keine Angst- und Panikattacken
Keinen Druck, alle Arbeiten sofort erledigen zu müssen
Ich habe nicht mehr das Gefühl, ständig dafür sorgen zu müssen, dass es meiner Familie gut geht
Durch die Angst- und Panikattacken habe ich mir Nähe geschaffen
Autonomie«

Ein halbes Jahr später, zwischenzeitlich nahm Frau R. auch an einem der Refresher-Kurse der Klinik teil, schrieb Frau R. die folgende Zusammenfassung:

»Was sich aus meiner Sicht für mich nach einem Jahr Achtsamkeit alles verändert hat:
Die neuralgischen Gesichts-Zahnschmerzen sind völlig verschwunden.
Die Gelenkschmerzen, ganz selten nur noch, wenn, dann weiß ich woher! (Rückspiegel)
Migräne, ganz selten, im letzten Jahr vielleicht 4–5-mal. Migräneanfälle hatte ich schon seit meinem 16. Lebensjahr. Es gab Phasen, da hatte ich alle 14 Tage eine Migräne … Der Verlauf der Migräneanfälle ist jetzt weniger anstrengend und nicht mehr mit Angst verbunden. Die letzten 2-mal brauchte ich nur die Hälfte der Schmerzmittel.
Ein ganz neues Körpergefühl! Früher konnte/wollte ich meinen Körper nicht akzeptieren. Durch diese bewusste Wahrnehmung meines Körpers entsteht für mich ein Wohlgefühl, welches sich wohl auch äußerlich bemerkbar macht, denn immer wieder werde ich auf mein frisches, vitales und offenes Aussehen angesprochen.
›Vitalität nur durch Sport!‹ War auch meine Meinung (leistungsorien-

tiertes Jogging und Powergymnastik)! Ich lebe ohne diesen ›Leistungsdruck‹ freier und fühle mich genauso fit.

Meine eigenen Zustände (Angst, Panik, Aggression, Aktionismus) kann ich früher und besser erkennen und darauf reagieren.

Wärmeempfinden und Stuhlgang (auch ohne ›Dogma‹ Vollkorn) super!

Stark verminderte Hautreaktionen!

Meine sinnliche Wahrnehmung ist in allen Bereichen viel sensibler geworden.

Meine Kinder sagen: ›Du bist die coolste Mama!‹

Meine Beziehung zu meinem Mann ist ›neu‹.«

Frau E. N.

Eine zweite Schmerzpatientin, die 34-jährige Frau E. N., wurde telefonisch durch den behandelnden Psychotherapeuten und Psychoanalytiker angekündigt. Dieser befürwortete aufgrund erster Gespräche mit der Patientin eine baldige stationäre Behandlung in unserer Klinik. Das Ziel dabei sei, Frau N. einerseits aus dem belastenden beruflichen Umfeld herauszunehmen und ihr andererseits eine körperverhaltenstherapeutische Behandlung anzubieten, bevor er die psychotherapeutische Behandlung fortsetzen wolle. Nach einigen telefonischen Rückfragen vonseiten der Patientin kam es schließlich zur Aufnahme.

Im Aufnahmegespräch berichtete Frau N. über eine langjährige, vor sechs Jahren beginnende Schmerzanamnese mit Verspannungen, insbesondere im HWS- und BWS-Bereich, rezidivierenden Wirbelblockierungen und kurzfristigen Arbeitsunfähigkeitszeiten. Ein Autounfall mit »Schleudertrauma« vor zweieinhalb Jahren habe dann zu einer deutlichen Zunahme der Schmerzsymptomatik geführt. Infolge unkontrollierbarer Wirbelblockierungen sei sie länger arbeitsunfähig gewesen, habe Arme, Rücken und Kopf nicht für ihre Arbeit benutzen können. Zahlreiche medizinische Untersuchungen hätten keinen körperlichen Befund erbracht. Unterschiedliche symptomatische Therapieversuche hätten nicht zu einer bleibenden Verbesserung geführt. Vielmehr sei es ein halbes Jahr nach dem Autounfall zu einer rückfallartigen Wiederzunahme der Symptomatik mit einem »körperlichen Zusammenbruch« gekommen. Seitdem sei sie über zehn Monate arbeitsunfähig gewesen. Eine stationäre orthopädische Behandlung habe in dieser Zeit nur eine kurzzeitige Besserung gebracht. Vor einem Jahr sei sie beruflich wieder eingegliedert worden. Auf Anraten eines Schmerzzentrums habe sie eine psychotherapeutische Behandlung begonnen, dann jedoch wegen schlechter Erfahrungen mit dem Therapeuten abgebrochen. Die ambulante Therapie bei einem zweiten Psychotherapeuten wolle sie nach den ersten probatorischen Sitzungen und dem Klinikaufenthalt fortzusetzen. Im Laufe ihrer Vorgeschichte nahm die Patientin unterschiedlichste therapeutische Fachrichtungen und Methoden in Anspruch, wie internistische, orthopädische, psychiatrische, zahnärztliche, kieferorthopädische Behandlungen, physio-, manualtherapeutische, osteopathische, sporttherapeutische, homöopathische, kinesiologische Verfahren einschließlich Akupunktur, traditioneller chinesischer Medizin, NLP, Stretching, Yoga, Meditation etc.

Während des klinischen Aufenthaltes wurden folgende Diagnosen gestellt:

1. Anhaltende somatoforme Schmerzstörung seit ca. fünf Jahren und Zustand nach leichtem »Schleudertrauma« 2003 (ICD-10: F 45.4)
2. Anpassungsstörung an krankheitsbedingte berufliche und private Belastungen (ICD-10: F 43.2)

Zur verhaltensmedizinischen und psychosomatischen Anamnese gehörte eine ausführliche Befragung zur Krankenvorgeschichte, zur Lebensgeschichte, zur Herkunftsfamilie, zum augenblicklichen sozialen Umfeld sowie zur Schul- und Berufsausbildung und den derzeitigen Arbeitsbedingungen. Befragt man die persönliche »Lerngeschichte« der Patientin unter dem Aspekt, wieso es zur jetzigen Ausprägung einer langjährigen somatoformen Schmerzstörung kam, so fällt auf, dass Frau N. bereits häufig an körperlichen Symptomen gelitten hatte, die eine »psychosomatische Empfindlichkeit« zeigen und das Resultat von Überforderungstendenzen sein können. So hatte sie in ihrer Vorgeschichte zweimalig einen Bänderriss am rechten Fuß. Über zehn Jahre litt sie an häufigen Migräneanfällen. Die Patientin berichtete über eine Neigung zu Heuschnupfen, zeitweise auftretende Appetitlosigkeit, wechselnde Stuhlgänge (dünn – fest), zeitweise Durchschlafstörungen, Übelkeit, Völlegefühl, häufigen Harndrang, eine bekannte Laktoseintoleranz, die jedoch diätetisch gut beherrschbar war, seit 18 Jahren phasenweise auftretende gastrooesophagale Refluxsymptome sowie eine Gewichtszunahme von 3 kg in den letzten sechs Monaten.

Die Beziehung zwischen den Eltern der Patientin, dem leitenden Angestellten eines großen Unternehmens und seiner Frau, die vor Geburt ihrer zwei Kinder als Büroangestellte tätig war, wird als schwierig geschildert. Wegen der Alkoholsucht des Vaters und drohender jähzorniger Ausbrüche sei es häufig zu Streit zwischen den Eltern und zu einer angespannten Atmosphäre in der Familie gekommen. Die Patientin und ihr vier Jahre älterer Bruder hätten dann versucht, sich, so gut es ging, »abzukoppeln« und vor den familiären Problemen »abzuschotten«. Frau N. ist seit drei Jahren in zweiter Ehe verheiratet. Die Trennung der ersten Ehe erfolgte durch die Patientin aus Liebe zu ihrem jetzigen Partner. Die Beziehung wird als »schwierig«, jedoch zugleich »auf dem richtigen Weg zueinander« beschrieben. Die Ehe ist bisher kinderlos. Bezüglich des Wunsches nach Kindern sei sich die Patientin nicht vollkommen klar. Frau N. erwarb ein Hochschuldiplom und absolvierte ein Aufbaustudium neben ihrem Beruf als Projektleiterin einer Bank. Das Berufsleben wurde als belastend beschrieben. Die Patientin habe kaum in einem Team gearbeitet, sei zeitweise gemobbt worden, zuletzt sei ihr die Kündigung vonseiten des Arbeitgebers in Aussicht gestellt worden. Die Angelegenheit müsse vermutlich gerichtlich geklärt werden. Unmittelbar empfand die Patientin jedoch durch die ausgesprochenen Tatsachen eine Entlastung und Erleichterung.

Die medizinische und psychologische Diagnostik erbrachte lediglich unauffällige Befunde bei der körperlichen Untersuchung, im Laborscreening einschließlich Schilddrüsenwerten und im Ruhe-EKG. In der testpsychologischen Untersuchung zeigt sich im SCL-90-R lediglich eine diskrete Erhöhung des Scores für Unsicherheit. Im Fragebogen zum Arbeitsbezogenen Verhaltens- und Erlebensmuster (AVEM) ergab sich in der Selbsteinschätzung ein leistungsorientiertes, insgesamt eher angepasst wirkendes Gesamtprofil.

In den ersten Gesprächen erschien Frau N. nach den Notizen des Aufnahmebefundes »psychomotorisch eher angespannt, heftig gestikulierend, mit überdeutlichem mimischen und motorischen Ausdruck beim Sprechen ohne Pausen, wortreich, differenziert, lebendig ihre Symptomatik schildernd, schnell reagierend, freundlich zugewandt, jedoch insgesamt deutlich gehetzt und getrieben wirkend«. Sie ähnelte in ihrem Auftreten einer schnell sprechenden Talkshowmoderatorin, sprach geordnet, überschlug sich aber geradezu vor Themen, Assoziationen und Einfällen. Dabei war sie immerfort körperlich aktiv, ihre Augenlider zuckten flatternd, zeitweise war ein leichter Tremor der Finger deutlich.

Betrachtet man die Aspekte einer »Verhaltensanalyse«, so haben sich in der Lebensgeschichte der Patientin auf dem Hintergrund ihrer Herkunftsfamilie zwei ausgeprägte Verhaltenstendenzen herausgebildet: Leistungsorientierung und das Bedürfnis nach Autonomie und Kontrolle. Überzogene Ansprüche an Autonomie, Selbstständigkeit und Unabhängigkeit finden ihren Hintergrund in der schwierigen Elternhaussituation, die durch den Streit der Eltern um den Alkoholismus des Vaters geprägt war und der gegenüber sich die Patientin bewusst abgrenzte. Als Gegenbild stellt sich die Mutter dar, die von der Patientin als »vom Vater komplett abhängig« dargestellt wurde. Die überzogene Leistungsorientierung wurde durch eine ausgesprochene »Belohnungspolitik« des Vaters gefördert, der auch kleine Verrichtungen, wie z.B. Zähneputzen, finanziell belohnte. Durch ein entsprechend angepasstes Verhalten konnte die Patientin als Kind Unberechenbarkeiten im Verhalten des Vaters vorbeugen. Darüber hinaus empfand sich die Patientin stets als Gegenbild zu ihrem Bruder, den sie als »intelligenten Versager« beschrieb. Fasst man diese Lerngeschichte der Frau N. zusammen, könnte man sagen, dass sie früh gelernt hat, selbstständig zu werden, Verantwortung zu übernehmen, Aufgaben zielorientiert auszuführen und perfekt zu funktionieren; eine Mitarbeiterin, wie sie sich jeder Vorgesetzte nur wünschen kann. Aufgaben, aber auch sich selbst gegenüber befand sich Frau N. jahrzehntelang in der »Machleitung«. Die kontrollierenden und leistungsorientierten Verhaltensstile haben in der Biografie der Patientin zu einer permanenten Anspannungs- und Überforderungssituation geführt, die sich körperlich in einem hektischen, überaus schnellen, heftigen Körperverhalten ausdrücken, auf dessen Boden körperliche Verspannungen und rezidivierende Wirbelblockierungen verursacht wurden bzw. nicht abklingen konnten. Als diese Schmerzen auftraten, wusste sie nicht anders zu reagieren, als Ausfallzeiten und Unpässlichkeiten durch ein Mehr an Einsatz und Aktivität zu kompensieren. Die Vielzahl ihrer Versuche, alle möglichen schulmedizinischen und alternativen Heilmethoden einzusetzen, zeugen von ihrem Kampfgeist, den Schmerzen gegenüber nicht passiv zu resignieren. Zusätzlich führte das Schleudertrauma zu einer deutlichen Zunahme der Schmerzsymptomatik und zu beruflichen Fehlzeiten, woraus dann wieder erneute Leistungsanforderungen resultierten. Auf diese Weise entstand ein Teufelskreis zwischen Leistungseinbußen, zunehmenden Leistungsansprüchen und zunehmender Schmerzsymptomatik.

Die Patientin nahm neben einzeltherapeutischen Gesprächen an dem gruppentherapeutisch orientierten Behandlungsprogramm der Klinik teil, das nach Aufbau einer positiven und tragfähigen therapeutischen Arbeitsbeziehung vor allem durch körperverhaltenstherapeutische Akzente (Erlernen bzw. Vertiefung der Entspannungsfähigkeiten mittels Progressiver Muskelrelaxation, Verbesserung der Eigenwahrnehmung und körperlichen Selbstorganisation durch Feldenkrais-Arbeit einzeln und in der Gruppe sowie Teilnahme an der Achtsamkeitsgruppe), ferner durch sporttherapeutische Maßnahmen (Jogging, Wanderungen, Fitness-Training), durch initial angebotene physiotherapeutische Maßnahmen (Massagen und Bäder) sowie ergotherapeutische Maßnahmen (Freies Werken, Projektgruppe, Leistungsbeurteilung, Meditatives Malen) gekennzeichnet war.

Insgesamt kam es zu einer deutlichen, sichtbaren, von der Patientin auch selbst empfundenen Beruhigung und Normalisierung des körperlichen und des Gesamtverhaltens. Die zu Beginn eher aufgeregt, nervös, unruhig wirkende Patientin erschien ruhiger, geordneter, adäquater. Es kam zu einer deutlichen Verbesserung der Selbstwahrnehmung und der Selbstorganisation. Der Patientin wurde bewusst, wie sehr sie sich durch überzogene, perfektionistische Erwartungen in der Erreichung von Zielen behinderte, gleichzeitig zu einem hohen Anspannungsniveau neigte sowie zu einer selbstverletzenden und schmerzhaften Körperorganisation.

In der ergotherapeutischen Leistungsbeurteilung wurde zusätzlich der sehr zwanghafte, perfektionistische Arbeitsstil der Patientin reflektiert, die weitgehend selbstständig, strukturiert, konzentriert und ausdauernd arbeitete. Im Kontakt wirkte die Patientin im Rahmen der ergotherapeutischen Maßnahmen sehr offen und freundlich, jedoch auch etwas narzisstisch in ihrer Art. Bezüglich der bevorstehenden Kündigung ihres Arbeitsplatzes und der auf sie zukommenden beruflichen Neuorientierung wurde die Patientin mithilfe unserer Sozialtherapie beraten. Im Einzelgespräch wurden Konsequenzen aus der jetzigen Behandlungserfahrung für die anstehenden Entscheidungen reflektiert.

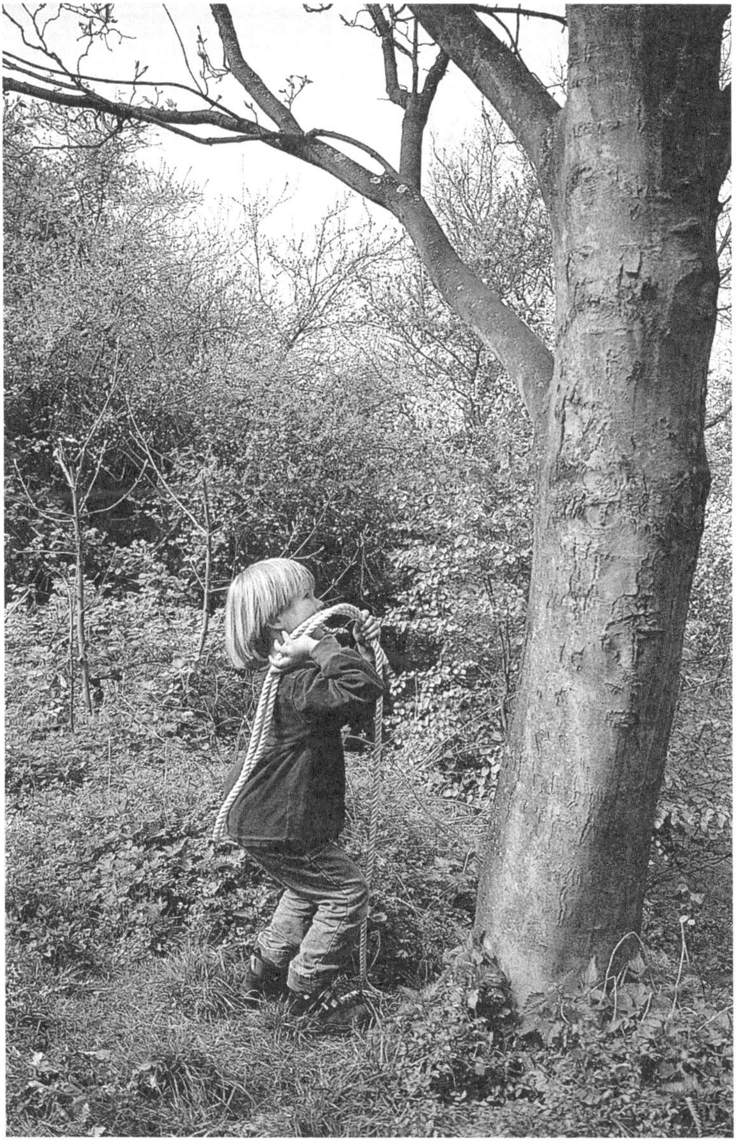

Bereit werden – In Beziehung kommen zu dem, was wir vorhaben

In den einzeltherapeutischen Gesprächen wurden ferner die Bedingungen eines ungestörteren, weniger hektischen Gesamtverhaltens besprochen, wiederkehrende Störungsimpulse, wie Unsicherheit, Angst, Panikbereitschaft, Aggressionstendenzen, und insbesondere die deutliche Tendenz zu einem »Zuviel an Arbeit« reflektiert. Auftretende Problemfelder aus der Lebensgeschichte der Patientin, dem Berufsleben sowie der aktuellen Partnerschaft wurden in ersten Ansätzen gemeinsam geordnet. Bei der körperverhaltenstherapeutischen Akzentuierung des hiesigen Arbeitsauftrages wurde auf eine weitere möglicherweise sinnvolle Bearbeitung dieser Probleme im ambulanten Setting hingewiesen. Insgesamt wurde eine Verlängerung der ursprünglich auf vier Wochen geplanten Behandlung um weitere drei Wochen notwendig, um das insgesamt erfreuliche Behandlungsergebnis zu sichern. Die Patientin konnte arbeitsfähig entlassen werden ohne wesentliche Einschränkungen in der beruflichen Belastbarkeit. Die bereits begonnene ambulante Psychotherapie sollte weiter fortgeführt werden. Körpertherapeutische Angebote (z.B. Feldenkrais-Arbeit, Achtsamkeitsarbeit o.Ä.) zur Förderung der Selbstwahrnehmung und eines Verhaltens innerhalb der Leistungsgrenzen wurden befürwortet. Insgesamt kam es zu einer erheblichen Reduktion der initial bestehenden multiplen Schmerzen, der Schmerzhäufigkeit und der Schmerzintensität. Gegen Ende der Behandlung konnte eine weitgehende Schmerzfreiheit erreicht werden. Die Patientin bezeichnete als zusätzliche wesentliche Veränderung, dass sie vor allem weniger Angst und Hoffnungslosigkeit infolge der gebesserten Schmerzsymptomatik empfinde.

Einige der persönlichen Berichte der Patientin über ihre Erfahrungen mit Achtsamkeit finden sich unter den weiter unten angeführten Resümees. Ein Jahr nach der Behandlung stellte sich Frau N. noch einmal vor. Sie berichtete über Herausforderungen eines neuen Arbeitsplatzes, einen zwischenzeitlichen Umzug, aktuelle persönliche Probleme mit Bekannten. Im Gegensatz zum Erstgespräch war sie dabei körperlich ruhiger, nervöse Symptome zeigten sich nicht mehr. Sie war in der Lage, beim Sprechen Pausen einzulegen, wirkte insgesamt ruhig, humorvoll nachsichtig gegenüber ihren Schwächen und auf angenehme Weise selbstsicher.

4. Achtsamkeitsgruppe

4.1 Zielsetzung und Setting

Eine Achtsamkeitsgruppe ergänzt die verhaltenstherapeutische Arbeit. Sie bietet Patienten einen Erfahrungsraum und Hilfe zur Wiederentdeckung der menschlichen Fähigkeit, achtsam zu sein, Gelegenheiten zur Erforschung dieser Verhaltensmöglichkeit und zum Austausch darüber. Achtsamkeit als Voraussetzung für Selbstwahrnehmung und autonome Regulation des Verhaltens erleichtert therapeutische Prozesse der Verhaltensmodifikation und schützt Patienten vor erneuter Rückfälligkeit in verlassene Gewohnheiten.

Das *»Setting« der Achtsamkeitsguppe*, wie sie seit Jahren in der verhaltensmedizinischen Arbeit unserer Psychosomatischen Klinik angeboten wird, sieht wie folgt aus: Der Zugang zur Achtsamkeitsgruppe wird zwar vom Psychotherapeuten verordnet, setzt aber natürlich die Einwilligung des Patienten voraus und ist wie alle therapeutischen Angebote prinzipiell freiwillig. Der verordnende Psychotherapeut ist verantwortlich dafür, dieses Behandlungsmodul in die gemeinsame Arbeit mit dem Patienten zu integrieren. Warum ist es sinnvoll, dass der Patient sich zu diesem Zeitpunkt mit Achtsamkeit auseinandersetzen soll? Es empfiehlt sich in der Regel, Patienten erst ab der zweiten Woche ihres stationären Aufenthalts in die Achtsamkeitsgruppe aufzunehmen. Zur Vorbereitung kann der Bezugstherapeut dem Patienten ein Faltblatt aushändigen, in dem sich Erläuterungen und Hinweise zur Gruppe befinden (s. unten S. 153 ff.). Der Bezugstherapeut, der innerhalb des multimodalen Settings einer Klinik der persönlichste Ansprechpartner des Patienten ist, wird sich danach erkundigen, was der Patient in der Achtsamkeitsgruppe erlebt und wie er es verstanden hat. Er kann beispielsweise fragen, ob der Zustand des Patienten am Ende der Achtsamkeitsgruppe ein anderer war, ob der Patient sich in der Gruppenstunde fürsorglich verhalten konnte, ob er Fragen gestellt hat, wenn ihm etwas unklar war (und wenn nein, warum nicht?), ob er bewegungsmäßig in seinen Grenzen (»grüner Bereich«) bleiben konnte, ob es beim zweiten

Termin leichter war, achtsamer, ruhiger oder probierbereiter zu werden. Durch solche Rückfragen gewichtet der Bezugstherapeut die gemachten Erfahrungen des Patienten als bedeutsam und kann ihn bei der Bewältigung möglicher Widerstände und der Integration der neuen Erfahrungen unterstützen. Die Antworten zeigen dem Therapeuten, welche Hindernisse, achtsam werden zu können, für den Patienten auftreten und auf welche Weise er Zugang zu seiner Selbstwahrnehmung und Selbstorganisation gewinnt.

Die Achtsamkeitsgruppe mit idealerweise zwölf, davon jeweils acht neuen, Patienten findet im Zeitraum von anderthalb Wochen an drei Abenden mit jeweils zwei Doppelstunden statt. Mehr als zwei Zeitstunden erscheinen wegen der anfangs noch begrenzten Auseinandersetzungsfähigkeit psychosomatischer Patienten unpraktikabel. Auch haben sich mehr als drei Abende als »Grundkursus« nicht bewährt. Vielmehr können Patienten nach einem Zyklus von drei Doppelstunden die Gruppe ohne Gesichtsverlust verlassen und frei entscheiden, ob sie weiterarbeiten wollen. Manchmal kommt das Angebot der Achtsamkeitsgruppe nicht zum rechten Zeitpunkt, der Patient droht den Überblick zu verlieren und will sich auf anderes konzentrieren. Manche Patienten sind aufgrund drängenderer anderer Probleme (z. B. seelischer, psychosozialer oder ökonomischer Bedrohungen in Hartz-IV-Zeiten) einfach überfordert. Wer interessiert wurde, ist eingeladen, die Achtsamkeitsarbeit weiter in der Gruppe zu verfolgen, solange er sich in der Klinik aufhält und natürlich grundsätzlich darüber hinaus.

Die Achtsamkeitsgruppe ist zusätzlich auch Teil des angebotenen *Nachsorgeprogramms* für Patienten aus der Region. Alle, die dies wünschen, werden zudem mehrfach jährlich zu sogenannten *Refresher-Kursen* in die Klinik eingeladen, die rege in Anspruch genommen werden und häufig ausgebucht sind. Begleitet wird die Gruppe zusätzlich durch eine zweimal einstündige sogenannte *Themengruppe* im Rahmen des psychoedukativen Angebots der Klinik. In der Themengruppe kann auf Fragen der Patienten eingegangen werden, die körperverhaltenstherapeutische Anstöße in den verschiedenen Behandlungsbausteinen der Klinik erhalten haben. Zudem werden Hintergründe und wissenschaftliche Erkenntnisse vorgestellt, warum Bewegung und Körper in der psychosomatischen Arbeit von Bedeutung sind: neurobiologische Erkenntnisse über die Einheit menschlicher Tätigkeit im Fühlen, Denken und im körperlichen Erleben und Ausdruck; Gesetzmäßigkeiten neurologischen Funktionierens, menschlichen Lernens, der sensomotorischen Ausstattung und Hintergründe der körperbezogenen Therapieangebote (Erlernen eines Entspannungsverfahrens, sportliche Aktivierungsangebote, Feldenkrais-Pädagogik und Jacoby/Gindler-Arbeit). Neben der Neurobiologie des Lernens (»Was muss ich ›tun‹, um selbstverständlich lernen und mich entwickeln zu können?«) findet vor allem ein Filmausschnitt Interesse, mit dem den Patienten ihre eigenen Entwicklungsmöglichkeiten und Verhaltensweisen in der sogenannten sensomotorischen Entwicklungsphase vor Augen geführt und erinnert werden (Film aus dem seinerzeit von E. Pikler geleiteten Waisenhaus in Budapest; Pikler 1997). Diese »visualisierte Erinnerung« ist sehr hilfreich, weil sie das Gefühl von aufmerksamer Geschlossenheit und die dazu hilfreiche Rhythmik eines interessierten wie hedonistischen, tätigen wie ruhenden Verhaltens erleben lässt: »Nach einem vergnügten Strampeln wendet sich Kathi« – ein acht Monate altes Mädchen – »wieder der Schüssel zu« und kommt nebenbei in den gestützten Seitsitz, ihrer bisher am weitesten möglichen Entwicklungsetappe auf dem Weg in die Aufrichtung.«

4.2 Erforschungen des eigenen Verhaltens

Die notwendige Arbeit erwachsener Menschen an sich selbst bezeichneten Heinrich Jacoby und Elsa Gindler als »Umerziehungsarbeit« – ein historisch inzwischen leider belasteter und missverständlicher Begriff. Moshé Feldenkrais sprach von »Selbsterziehung« (reeducation). Unter diesen Begriffen verstanden die Genannten lebenslange persönliche Auseinandersetzungsarbeit. Dieses Ideal ist für Patienten mit akuten Problemen im Rahmen begrenzter Therapiemöglichkeiten primär nicht realisierbar. Das Vorgehen in der Achtsamkeitsgruppe stellt demgegenüber vielmehr einen Kompromiss dar und ist dem Vorantreiben eines Themas auf verschiedenen Ebenen vergleichbar.

Im Mittelpunkt der Arbeit stehen *Verhaltensexplorationen mittels begrenzter Versuchsanordnungen*, wie sie in den Probiersituationen dieses Buches geschildert wurden. Der Gruppenleiter sollte Probiersituationen vorschlagen, die möglichst geeignet sind, zur Klärung bereits entstandener Fragen beizutragen. Gerade am Anfang kann es aber notwendig sein, bestimmte Probiersituationen unter didaktischen Gesichtspunkten (z. B. im Sinne einer Einführung, eines Beispiels, zur Klärung erster Begrifflichkeiten) auszuwählen. Die untersuchten Situationen können komplex sein, wie etwa Alltagstätigkeiten des Aufräumens, des gegenseitigen Sichbegrüßens oder vom Boden zum Stehen zu kommen. So kann eine komplexe Alltagsaufgabe zunächst einmal dazu genutzt werden, alles Mögliche an Erfahrungen und Beobachtungen zu sammeln, um sich anschließend darüber auszutauschen, wie vielschichtig, unterschiedlich die gleiche Situation von verschiedenen Teilnehmern erlebt wurde und was es sozusagen alles noch zu erleben gibt. Andere mögliche Einstiegsfragen können sein, sich bei einer Aufgabe daraufhin zu prüfen, ob man denn noch »mitkommt« oder an sich (z. B. beim Aufstehen) zerrt; oder ob man wirklich probierend ist. Der Austausch darüber kann klären, um eine ganz nützliche Formulierung zu benutzen, »wie wenig/was es braucht«, probierbereiter, offener, neugieriger zu werden.

Achtsames Untersuchen stellt sich umso leichter ein, desto umschriebener, konkreter, eingegrenzter, ausschnitthafter die zu untersuchende Situation ist. Wichtig ist die Vermittlung, dass wir in den Probiersituationen zwar auf Gesetzmäßigkeiten des Verhaltens und Lebens oder eigene Besonderheiten des Verhaltens stoßen, dass aber vorrangig eine in jeder Hinsicht offene Erkundung der Auswirkungen achtsamen Verhaltens vorgeschlagen wird. Es muss vermieden werden, allzu schnell auf ein vermeintliches Ziel zuzusteuern oder unnütze Wunschantworten zu provozieren. Es geht nicht um »richtig« oder »falsch« – Begriffe, die in der Achtsamkeitsarbeit gar nichts zu suchen haben –, auch nicht um eine Beschreibung des »was wir probieren«, sondern um das Erfahren und Erforschen des »wie«. Dabei ist es sinnvoll, sehr früh darauf aufmerksam zu machen, dass eine solche Erkundung zu sehr unterschiedlichen und widersprüchlich erscheinenden Erfahrungen der Teilnehmer führen kann, die ihrerseits nicht immer gleich erklärt und »aufgelöst« werden müssen. Das heißt zwar nicht, dass nicht jedes Phänomen eine letztlich erklärbare Ursache hat. Jedoch hängen die Dinge, wie sie der Achtsame gewahr wird, zumeist auf komplexere Weise miteinander zusammen, als wir es in unseren gewöhnlichen »weil-Sätzen« zu erklären pflegen. Beispielsweise kann man bei körperlichen Beschwerden

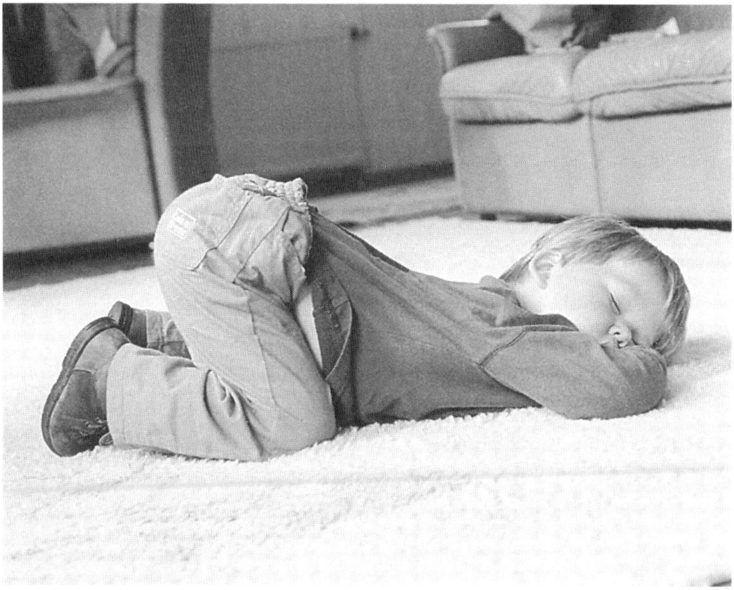

Schlafen ist erholsam, wenn wir in unserer Masse zur Ruhe kommen

nicht immer davon ausgehen, dass die Ursache da liegt, wo es wehtut. Erst nach und nach erschließt sich, was etwa der Zustand meiner Füße oder mein Gesamtzustand mit den Nackenschmerzen zu tun haben.

Warum der eine Teilnehmer etwas als schwer empfindet, während viele andere das Gleiche als leicht erleben, hat seinen Grund in der individuellen Ausgangssituation und Art der persönlichen Auseinandersetzung. Empfindungen oder auch das, was zunächst noch dafür gehalten wird, sollten gerade am Anfang nicht erklärt und »rationalisiert« werden. Sie sollten vielmehr zur Kenntnis genommen und daraufhin geprüft werden, inwieweit sie sich als konstant oder veränderlich erweisen. In unserer Alltagskultur pflegen wir gerne das Gegenteil, wir »erklären«, was wir erleben, mit irgendetwas halbwegs Plausiblem. Dadurch haben wir oft nur die Frage für die weitere Zukunft erledigt. Wir halten uns das, was uns zur Frage werden könnte und vielleicht sollte, durch eine solche pseudo-objektivierende Erklärung vom Hals, zementieren sozusagen unsere kleine zurechtgezimmerte Welt und schützen sie vor

Veränderung, damit leider aber auch vor möglichen neuen, positiven Entwicklungen. Wie oft formulieren Patienten, dieses oder jenes sei ihnen unabänderlich unmöglich, weil »mein Orthopäde mir gesagt hat, ich habe ein LWS-Syndrom« oder »eine Beinverkürzung«. Fragen wie »Was erfahren Sie gerade?« stehen deshalb im Vordergrund. Erklärungen, wie sie häufig gerne geäußert werden: »Ich habe dies getan, weil ich ja immer schon …«, werden vom Gruppenleiter als Erklärungsversuch und Beobachtung von außen her benannt, wie wir sie gerne machen und uns dabei »heraushalten« (z. B. wenn wir leichter sagen können, dass uns kalte oder schlaffe Hände der anderen beim Sichbegrüßen auffielen, statt dass uns dies befremdete oder störte, oder dass wir leichter »man« als »ich« sagen können, schärfer andere als unser eigenes Verhalten sehen usw.). Dann kann er wieder neu nach der erlebten Erfahrung fragen: »*Wie* haben Sie das empfunden?«, »*Woran* haben Sie dies bei sich gemerkt?«, »*Was* haben Sie erlebt und *wie* reagierten Sie darauf?«

4.3 Strategische Möglichkeiten und didaktische Überlegungen

Achtsamsein ist ein Verhalten, das uns im Idealfall interessiert. Zum Glück gibt es keine menschliche Tätigkeit, außer die eines Schock- und Notfallverhaltens, die sich achtsamem Zugang entzieht. Jede Tätigkeit, jede Leistung, jede Erfahrung, jedes Thema, jeder Ausschnitt einer komplexen Tätigkeit kann zur Klärung des eigenen Verhaltens und der eigenen Funktionsweise beitragen. Die Hauptstrategie liegt darin, stofflich beliebige, jedoch begrenzte Handlungsausschnitte und klar formulierte Fragestellungen zu untersuchen und qualitativ zu erleben. Diese *Begrenzung auf einen Handlungsausschnitt* hat den Effekt, dass die betreffende Person für die Frage interessiert und »herangeholt« wird und auch leichter in komplexeren Zusammenhängen achtsam werden kann. Beispielsweise wirkt sich eine bestimmte Phase des Gehens (z. B. das Zum-Boden-kommen-Lassen eines Beins) zu untersuchen unmittelbarer auf den Untersuchenden und seinen Zustand aus. Dies kann ihn für den komplexeren Vorgang des Gehens insgesamt interessieren. Der begrenzte Handlungsausschnitt kann so jederzeit wieder im Zusammenhang einer komplexeren Tätigkeit untersucht werden. Werden von Anfang an auch komplexere Alltagstätigkeiten zum Thema, erleichtert dies den Alltagstransfer. So können komplexe Tätigkeiten wie vom Liegen zum Stehen zu kommen oder den Übungsraum herzurichten und viele andere Tätigkeiten, wie Sichsetzen, Bücken, Lasten tragen, Treppenstufen gehen, auch bereits früh untersucht werden, um daraus spontan entstehende Fragen zu entwickeln, die mit Begrenzung auf einen Handlungsausschnitt oder zumindest auf einen Aspekt (z. B.: »Komme ich mit?« oder: »Erlebe ich meine Masse beim Umlagern?«) weiter untersucht werden können.

Eine zum bisher beschriebenen Vorgehen parallele Interventionsmöglichkeit besteht in der *Formulierung von leitenden Sätzen* (entsprechend den »Spiegelsätzen« in diesem Buch). Im günstigsten Fall werden sie von Patienten formuliert und vom Gruppenleiter lediglich aufgegriffen und bei passender Gelegenheit erinnert. Die Leitsätze können als Orientierungshilfe für die Arbeit in der Achtsamkeitsgruppe wie im Alltag dienen und gleich konkret werden: z. B.: »Es darf mir unter allen Umständen wohler werden!«

Daneben kann versucht werden, zu *Fragestellungen und Beobachtungen im Zusammenhang mit anderen Stoffen* anzuregen und die Achtsamkeit der Gruppenteilnehmer in kleinen Schritten auf Alltagsfragen und Situationen zu lenken, die in der Zeit zwischen den Gruppenterminen interessieren können. Indem auch andere »Stoffe« als Bewegung in den Blick genommen werden, wird eine mögliche Generalisierung der gewonnenen Einsichten vorbereitet. Beispielsweise werden die Teilnehmer bereits mit der Ausschreibung der Gruppentermine darauf vorbereitet, dass sie möglichst »vor der Zeit« eintreffen sollen und dass die Gruppe mit einer 5- bis 10-minütigen »Ankommzeit« beginnt. Die Teilnehmer werden angeregt, sich diese Zeit des Ankommens zu gönnen und währenddessen gut mit sich umzugehen, sei es, dass sie lediglich ausruhen oder dass sie sich an Fragen und Versuche aus der Gruppenarbeit zuvor oder in der Zwischenzeit erinnern und bereits zu probieren beginnen. Beim nächsten Treffen wird diese Einladung vom Gruppenleiter mit der Frage verknüpft, ob es erfahrend erforschbar wäre, was Ankommen eigentlich bedeutet, oder: woran die Teilnehmer eigentlich die Feststellung festmachen, angekommen zu sein. Alternativ können für die Ankommzeit bereits bekannte Probiersituationen vorgeschlagen werden, um dann die Rückfrage anzuschließen, ob der dabei erreichte Zustand etwas mit dem Zustand des Angekommenseins zu tun haben könnte usw. »Woran merken wir, dass wir angekommen sind? Wann waren wir in unseren Funktionsmöglichkeiten wieder ansprechbar?«

Parallel dazu können vom Gruppenleiter *individuelle Fragestellungen und Beobachtungen aus dem Alltag* der Teilnehmer erfragt, aufgegriffen und gemeinsam besprochen werden und eventuell zu neuen Fragen und Aufgabenstellungen im Alltag führen. Zum Beispiel: Können die Teilnehmer bewusst erleben, wie sie morgens erwachen? Wie komme ich auf die Beine? Wie ist die Qualität dieser gewohnheitsmäßigen Vorgänge? Fällt mir etwas auf? Worin mag sich mein Erwachen von dem eines Kleinkindes unterscheiden? Zum Beginn des nächsten Treffens kann noch einmal zurückgefragt werden: »Haben Sie etwas beobachtet, ist Ihnen etwas aufgefallen? Gibt es etwas, das Sie vielleicht mitteilen wollen?« Oft sind es ganz alltägliche Situationen, die Anlass zu verblüffenden Entdeckungen waren, häufig im Alltag wieder zu erkennen sind und auf andere Patienten anregend wirken können. So berichtete ein Gruppenteilnehmer, dass er in der Schlange vor der Kasse im Supermarkt entdeckte, jetzt ja auch stehend zu sein und sich um sein Wohlbefinden kümmern zu können. Plötzlich hatte er es nicht mehr so eilig und war fast ein wenig enttäuscht, als er an die Reihe kam. Solche Berichte können andere animieren, Ähnliches selber an der Kasse im Supermarkt zu versuchen, schließlich befinden wir uns ja öfter in dieser Situation.

In den Probiersituationen, die in der Achtsamkeitsgruppe vielfältig vorgeschlagen werden, geht es vor allem darum, *mit dem eigenen Zustand in Kontakt zu kommen.* Nicht das »was« interessiert so sehr als vielmehr das »wie«, die Qualität meines Tuns, meines Zustandes. Die Teilnehmer erfassen sehr schnell, dass es ihr eigener Zustand ist, der überwiegend bestimmt, wie sie Situationen und Aufgaben erleben und angehen. Was hat sich verändert im Vergleich zum anfänglichen Zustand von Unsicherheit und Aufgeregtheit? Wie ist es dazu gekommen? Wann war ich »dabei« und nicht distanziert oder skeptisch?

Es ist leichter, erst das Angenehme kennenlernen zu können, um uns dann bereitwilliger mit den Störungen unseres Verhaltens auseinanderzusetzen. So empfiehlt es sich, am Anfang zumindest in ersten Ansätzen die Funktionsweisen, »*die Sprache*« *des Körperverhaltens zu erlernen*:

Worauf reagiert mein Körper, wann verweigert er die Zusammenarbeit? Sehr einfache Versuche (vgl. z.B. Probiersituationen 2, 3) können die Teilnehmer damit in Kontakt bringen, denn ein achtsam erlebter Vorgang hat andere physiologische Auswirkungen. Schon zwei, drei bescheidene Versuche, eine Beckenhälfte der Schwerkraft folgend sich legen zu lassen, genügen, und schon legt sich das Bein anders, fühlt es sich anders, satter in Kontakt mit dem Boden liegend, größer, wärmer an. Und – noch verblüffender – die Veränderungen lassen sich auch von außen sehen, sind also keine Einbildung des inneren Körperbilds. Was tut mir gut, was fühlt sich angenehm an? »Wohler« im soeben genannten Leitsatz füllt sich allmählich mit Erfahrungen, das heißt zumeist »muskulär entspannter«, körperlich »weiter«, aber oft auch »straffer« oder »gestützter«. Absichtslosigkeit kann als Voraussetzung körperlichen Reagierens entdeckt werden und – last not least – wann hat es sich überhaupt zu Ende reagiert? Will es nicht an immer neuen Orten noch mitreagieren, sich legen, durchspielen? Zu dieser Frage kann es interessant sein, einmal eine Bewegung sich so lange auswirken zu lassen, bis man definitiv spürt, dass sie mit ihren Auswirkungen zu einem Ende gekommen ist. Das heißt, die Teilnehmer werden aufgefordert, dies »auf die Probe zu stellen«. Eine andere Möglichkeit ist, nach längerem Sitzen die allgemein bekannte Tatsache anzusprechen, dass sich das gleich folgende Aufstehen angenehm auswirken wird. Dies ist allen Teilnehmern wohl bekannt. Man kann dann auffordern, sich dies bewusst anzubieten und dabei auszuprobieren, die bekannten angenehmen Empfindungen (in den Beinen, im Gesäß, im Rücken) bewusster zu genießen.

Allmählich können so *Gesetzmäßigkeiten körperlichen Reagierens und Lernens* identifiziert, vertraut und selbstverständlich werden. Vertrauen in die Reagierfähigkeit und -freudigkeit des eigenen Körpers kann aufgebaut werden. Es wird zugleich deutlicher, womit ich ihn dabei störe, vor allem durch meine teilweise abstrusen Vorstellungen, Gedanken und Regeln. Die Achtsamkeitsgruppe hilft zur *Identifikation der auftretenden Störungen*. Die häufigsten Störungen (siehe oben S. 49 ff.) hat einer der Patienten in der Achtsamkeit einmal als »die drei A's« bezeichnet: Aktivismus, Angst- und Aggressionsbereitschaft. Die Auseinandersetzung, was dann zu tun ist, bedeutet notwendige Klärungsarbeit. Das notwendige »Lassen« kann aber deswegen in der Gruppe leicht und konkret erlebt werden, weil genügend Einladungen im Raum stehen, sich von störendem Verhalten wegzuorientieren und sich neuem Probieren und neuen Verhaltensversuchen zuzuwenden.

Zu den schwierigsten Abwägungen gehört für den Gruppenleiter die Frage, inwieweit er »der rascheren Klärung« wegen selber informiert und erklärt oder ob er mehr *Raum und Zeit für eigene Entdeckungen* lässt. Erläuterungen können gerade am Anfang notwendig sein. Patienten haben ja in der Regel keine Erfahrung und wenig Zutrauen darin, sich einer offenen Erforschung ihres Verhaltens zu widmen, nicht zielorientiert zu sein und den eigenen Wahrnehmungen zu vertrauen. Jede Erklärung, jede wie auch immer geartete »Brücke« hat jedoch ihren Preis: Sie kann zur Unzeit angeboten werden und verpufft wie eine Luftblase, und sie kann Erfahrbereitschaft geradezu behindern, denn wie soll man – um eine Formulierung Heinrich Jacobys zu zitieren – ein Rätsel noch lösen, dessen Auflösung man schon gezeigt bekam? Andererseits kann es hilfreich sein und unnötigen Unsicherheiten vorbeugen, wenn erklärende Hinweise helfen, dem Gruppengeschehen und den so offen erscheinenden Probiersituationen gelassener und zuversichtlicher zu begegnen. Die dazu notwendigen Interventionen des Gruppenleiters sollten immer die Frage im Auge halten, ob diese zur Verständigung dienlich sind, und zu weiteren Versuchen motivieren. Häufig klagen Patienten beispielsweise nach einer ersten Gruppenstunde über verstärkte Wahrnehmung ihrer chronischen Symptome, nicht selten mit einem klagenden, vorwurfsvollen oder gar verzweifelten Unterton. Der Gruppenleiter kann dann fragen, ob es auch anderen Teilnehmern so geht. Er kann berichten, dass solche Beobachtungen erfahrungsgemäß häufig gerade zu Anfang der Arbeit, in der ersten Stunde gemacht werden und dass die stärkere Wahrnehmung etwa eines Tinnitus sich auch im Alltag häufig einstellt, wenn Hintergrundgeräusche und Betriebsamkeit abnehmen. Er kann dann noch erwähnen, dass dies in allen ähnlichen ihm bekannten Fällen nie auf Dauer so geblieben ist und dass es interessant sein wird mitzubekommen, wenn Schmerzen oder das quälende Ohrgeräusch für eine Weile »verschwunden« waren. Dann lohne es sich, gleichsam einen Rückspiegel aufzustellen und sich zu fragen: »Was war los mit mir in der Zeit, während der ich nicht durch meine Symptome behelligt war?« Unbedingt sollte der Gruppenleiter nicht versäumen, sich nach einer solchen Intervention gegen Ende der Arbeitseinheit noch einmal erneut nach den Symptomen zu erkundigen. Häufig haben sie sich dann nämlich schon aufgelöst. Die Nachfrage war aber nötig, weil der Patient selbst die Verbesserung gewohnheitsmäßig nicht registriert und sie auch nicht in Beziehung zu seinem Verhalten setzt.

Erleichtert wird dieser ganze Problembereich oft durch die Teilnahme von Patienten, die zum wiederholten Male und schon länger an der Gruppenarbeit teilnehmen. Ihre Erfahrungen und Empfehlungen werden häufig eher angenommen als solche des Gruppenleiters. Sie haben oft ähnliche Schwierigkeiten beim Stolpern über die eigenen Störungen wie die Neuen erlebt und können aus eigenem Erleben mitteilen, dass es dabei nicht bleiben wird. Mancher in der Gruppe begonnene Dialog wird mit den erfahreneren Teilnehmern außerhalb der Gruppe fortgesetzt. Schließlich kann es hilfreich sein, mithilfe des bereits erwähnten Faltblattes Hinweise zur Eigenart der Gruppe und zu einigen zu beherzigenden »Schutzregeln« zu geben. Um die Auseinandersetzung damit anzuregen, kann der Gruppenleiter mit den Teilnehmern über das Faltblatt und mögliche Verbesserungen sprechen, wie man es kürzer, prägnanter sagen könnte oder was Wesentlicheres, Wichtigeres geschrieben werden müsste.

In einer älteren Fassung des Faltblattes heißt es u.a.:

»... Die Achtsamkeitsgruppe unterscheidet sich dadurch von anderen Therapiegruppen unseres Behandlungsangebots, dass sie mehr einem praktischen Experiment oder einem Versuchslabor gleicht. In verschiedensten Versuchsanordnungen und Experimenten, anhand unterschiedlicher einfacher oder komplexer Alltagsaufgaben, untersuchen die Teilnehmer, wie es sich auswirkt, wenn man achtsam ist. Sie werden dazu immer wieder gebeten, Ihre eigenen Beobachtungen mitzuteilen. Dabei geht es überhaupt nicht darum, dass Sie wie in der Schule richtige oder besonders kluge Antworten geben sollen. Vielmehr dienen die Äußerungen dazu, dass Erfahrungen bewusst und ausdrücklicher werden und dass Sie als Teilnehmer vertrauter damit werden, den eigenen Wahrnehmungen im weiteren Verlauf immer sicherer zu vertrauen. ...

Um von der Achtsamkeitsgruppe leichter zu profitieren, sollen im Folgenden einige wenige ›Grundregeln‹ beschrieben werden, die Sie beachten sollten (auch wenn es bei einem achtsamen Umgang mit sich selbst nie um die Erfüllung von Regeln gehen kann):

Gehen Sie freundlich mit sich um, strengen Sie sich nicht an und gehen Sie nie über Ihre Grenzen hinaus.

Der Mensch ist biologisch so konstruiert, dass er an Grenzen, an denen er sich abarbeitet, nichts gewinnen kann. Grenzen, zum Beispiel ein durch Schmerzen begrenzter Bewegungsradius, können nur dann weichen, wenn wir konsequent innerhalb unserer Grenzen bleiben. Vielleicht haben Sie schon einmal erlebt, wie vergeblich Ihre Bemühungen waren, Grenzen direkt zu beseitigen. Ein Hexenschuss, den wir mehrfach täglich ›überprüfen‹, ob er noch da ist, wird lange bleiben, weil wir durch die negative Schmerzerfahrung sinnvollerweise jeweils neuromuskuläre Prozesse in Gang bringen, die den Schmerz geradezu aktivieren und als Schutzmechanismus Grenzen immer früher spürbar und enger werden lassen. Bleiben wir aber konsequent innerhalb unserer Grenzen und bieten uns Erfahrungen unterhalb der jeweiligen Schmerzgrenze an, nur dann werden diese Grenzen weiter und sich schließlich verflüchtigen oder gänzlich auflösen können.

Konkret heißt dies, dass Sie eine Haltung oder eine Übung verlassen, bevor es Ihnen zu viel wird. Sie sollten allerdings dabei nicht grundsätzlich aus dem Projekt aussteigen. Suchen Sie beispielsweise eine angenehmere Haltung auf, in der Sie sich ausruhen und regenerieren, aber die Arbeit der Gruppe noch weiter verfolgen können, und kommen Sie wieder in die jeweilige Versuchssituation zurück, sobald Sie sich dazu wieder in der Lage fühlen. Vielleicht untersuchen Sie dann eine Bewegung mit weniger Anstrengung, kleiner, langsamer, vorsichtiger, vielleicht nur in kleinsten Ansätzen. Dies wird genügen, um Sie weiterzubringen.

Beachten Sie, dass Sie ein Organismus sind und keine Maschine. Organische, lebendige Körper wollen reagieren, angesprochen und gut behandelt werden, dann funktionieren sie am besten. Gehen Sie freundlich mit sich um. Vertrauen Sie darauf, dass Ihr Körper, Ihr Nervensystem, Ihr ganzes Selbst intelligent ist und begierig, zu lernen und sich immer angenehmer und angemessener zu verhalten. Entdecken Sie, wie wenig und was es braucht, um leicht, angenehm, spielerisch, interessant, lebendig zu funktionieren.

Beginnen Sie in der Achtsamkeitsgruppe (und natürlich im sich anschließenden Alltag) nach der Devise zu leben, dass es Ihnen in allen (in allen!) Situationen und unter allen Umständen wohler werden darf.

Auch in schwierigen Situationen darf ich darauf achten, dass es mir zumindest etwas wohler wird. Wohler heißt immer auch körperlich wohler, und körperlich wohler heißt, dass Muskeln nicht unnötig arbeiten. Wohler wird es körperlich, wenn es dort, wo es sich gespannt und eng anfühlt, weiter werden darf.

›Richtig‹ und ›falsch‹ sind in der Arbeit der Achtsamkeitsgruppe unbrauchbare Begriffe.

Häufig neigen Patienten dazu, es sich in der Achtsamkeitsgruppe unnötig schwer zu machen, indem sie sich darum bemühen, es auf jeden Fall ›richtig‹, und auf keinen Fall ›falsch‹ zu machen, was immer sie dann jeweils unter richtig oder falsch verstehen. Bedenken Sie, dass wir in der Achtsamkeitsgruppe keine ›Übungen‹ durchführen, sondern in ausgewählten Situationen ›probieren‹ wollen, wie sich ein achtsamer Umgang mit uns selbst auswirkt. Dazu sollten wir stärker einbeziehen, was wir empfinden und erfahren als was wir machen. Die Qualität unseres Tuns und seine Auswirkungen auf uns sollten uns mehr zu interessieren beginnen. Und schließlich: Fehler sind dabei gar nicht so unerwünscht. Wir sollten sie von der Sache her wahrnehmen. Denn wie sollten wir sonst lernen, was wir verbessern sollen?

Gehen Sie mit den Erfahrungen in der Achtsamkeitsgruppe aktiv um.

Greifen Sie Anregungen der Achtsamkeitsgruppe, die Sie ansprechen, auf. Gehen Sie Ihren Eindrücken und Erfahrungen nach. Erlauben Sie, dass sich Ihre Erfahrungen in den Probiersituationen in Ihrem ganzen Körper und Selbst auswirken dürfen. Vermeiden Sie das Zerreden und Formulieren von Meinungen ohne gelebte Erfahrung. Vertrauen Sie vielmehr darauf, was Sie selbst empfinden, und spüren Sie nach, wie und wie lange sich die Probiersituationen auswirken wollen. Schreiben Sie Gedanken, Eindrücke, Überlegungen, die Sie beschäftigen, auf und bringen Sie diese mit in die Gruppenstunden. Bieten Sie sich immer wieder einzelne Probiersituationen an und überprüfen Sie, wie diese sich jetzt auswirken wollen. Notieren Sie sich Fragen, die sich beim Probieren stellen. Bieten

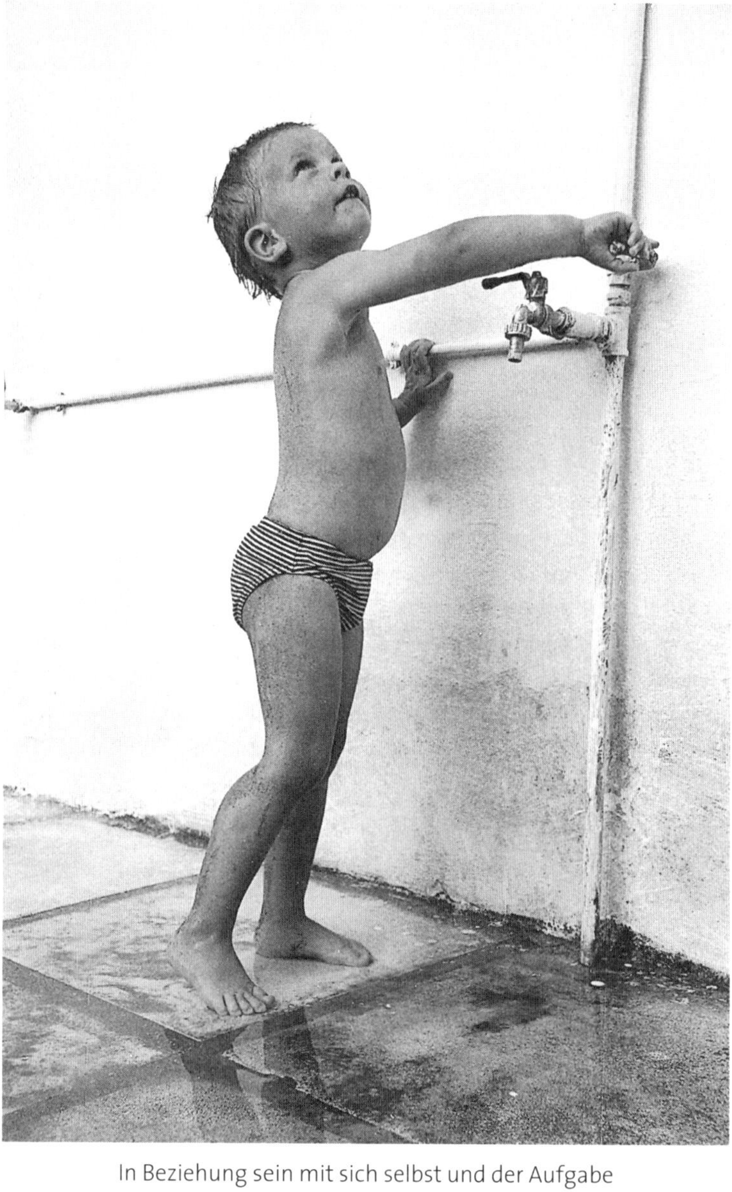

In Beziehung sein mit sich selbst und der Aufgabe

Sie sich achtsame Erfahrungen auch im Alltag an, sei es beim Sitzen oder Stehen, beim Sprechen, beim Warten, während Therapiestunden oder bei einem Gang durch die Natur. Jede Gelegenheit, jede Tätigkeit ist geeignet, dass Sie achtsamer und lebendiger werden können. Sprechen Sie in der Gruppe über Ihre Fragen. Erforschen Sie, wie sinnvoll es sich auswirken wird, wenn Sie sich mitteilen. Sie werden dazu immer wieder aufgefordert. Erleben Sie sich auch beim Sprechen und Sichmitteilen. Genießen Sie die Möglichkeit, sich als selbstständig zu erfahren.«

4.4 Arbeitsgemeinschaft

Ein wesentliches Charakteristikum der Achtsamkeitsgruppe liegt in der Eigenart der Gruppe, die im Anschluss an Jacoby und Gindler am ehesten als Arbeitsgemeinschaft aufgefasst werden kann. Von Beginn an werden die Teilnehmer aufgefordert, sich in den Probiersituationen, also während sie sich mit ihren Versuchen und Erfahrungen beschäftigen, mitzuteilen. Sich verbal über seine Empfindungen, das gerade zu Erfahrende oder gemachte Erlebnisse mitzuteilen, ist wesentlich für die Verarbeitung, Klärung und Integration neuer Erfahrungen. Man kann die Aufforderung, sich mitzuteilen, kurz damit begründen, dass es sinnvoll ist, von einem anderen eine Beobachtung über Vorgänge zwischen den Schulterblättern zu hören, während man vielleicht selbst gerade mit den Beinen beschäftigt ist, aber durchaus davon profitiert, durch diese Anregung den eigenen Schultergürtel nicht zu »vergessen«. Eine gruppendynamische Entwicklung und Reflexion darüber sind primär nicht angestrebt, können sich aber selbstverständlich einstellen. Aufgabe des Gruppenleiters ist es vor allem, für den Abbau von Ängsten vor Gesichtsverlust zu sorgen. Hierin liegt wohl die wichtigste Aufgabe des Gruppenleiters, zur Atmosphäre einer wirklichen Arbeitsgemeinschaft beizutragen, in der grundsätzlich Vertrauen herrscht in die jedem Teilnehmer mögliche Entwicklung, gerade bei den sogenannten schwierigen Patienten. (Solche Entwicklungen bestätigen sich ja in jeder Gruppe zur Genüge!) Dazu gehört selbstverständlich, dass der Gruppenleiter die in der Arbeit berührten Aspekte einer gelassenen und interessierten Grundhaltung auch für sich und seine Arbeit zu realisieren versucht.

Diese Atmosphäre einer konstruktiven und toleranten Gemeinschaftsarbeit ist häufig Störungen ausgesetzt, die vor allem aus Angst vor Gesichtsverlust, Scham oder »Widerstand« resultieren. Die nicht immer einfache »Bearbeitung« dieser Störungen ist im therapeutischen Kontext notwendig, erwünscht und für eine Klärung der Arbeitsatmosphäre unabdinglich. Hier zeigt sich ein zu beachtender Unterschied zwischen »normalen« Jacoby/Gindler-Arbeitsgemeinschaften mit »Gesunden« und einer Achtsamkeitsgruppe im therapeutischen Kontext und Auftrag. Das, was sich in den Jacoby/Gindler-Arbeitsgemeinschaften in einer individuell motivierten Selbsterziehungsarbeit in langen Zeitläufen entwickeln darf, steht im therapeutischen Kontext unter Notwendigkeiten von Dringlichkeit, begrenzter Zeit und therapeutischen Zielsetzungen. Es muss eine Art Gleichgewicht hergestellt werden zwischen den therapeutischen Dringlichkeiten, akute und konkrete Verhaltensprobleme zu lösen, und einem Freiraum, der die zur autonomen Lösung dieser Probleme notwendigen Voraussetzungen zu erleben und zu klären erlaubt. Zwischen Hilfestellung und Intervention auf der einen Seite und Schaffung eines individuellen Entwicklungsraums auf der anderen Seite muss immer wieder balanciert werden. Wie leicht dieses Gleichgewicht gestört werden kann, wird deutlich, wenn man sich vergegenwärtigt, dass ja bereits die Frage nach »Was haben Sie erlebt?« oder »Woran möchten Sie heute weiterarbeiten?« bei vielen, wenn nicht den meisten Patienten pathologische Verhaltensreaktionen und unangenehme Erinnerungen aus ihrer Schulzeit reaktiviert. Niemand traut sich dann, sich zu melden aus Angst, etwas falsch zu machen, etliche ducken sich im wahrsten Sinn des Wortes, und eine Wand erlittener Verletzungen in der Schul- oder Ausbildungszeit schiebt sich zwischen das gerade noch Erlebte und seine Wahrnehmung. Auch Elsa Gindler nannte zu ihrer Zeit schon »das Resultat« auf solche Fragen »im Anfang des Unterrichts erschreckend« (Gindler 1926). So kann es passieren, dass man anfänglich Antworten etwa auf die notwendige Frage nach »Schwierigkeiten« mit einem gerade erlebten Verhaltensversuch beispielsweise nur durch einen »Brummtest« mit geschlossenen Augen herauszukitzeln vermag: Wer Schwierigkeiten oder Nöte erlebte, möge einmal brummen. Allseitiges Gebrumme kann dann manchmal sehr entlastend sein, wenn man feststellt, mit Schwierigkeiten nicht allein zu sein, auch nicht mit der Schwierigkeit, sich in der Gruppe zu »melden«. Dass sich der Fokus auf die Wahrnehmung des eigenen Erlebens richtet, erleichtert den Umgang mit solchen und anderen Störungen und erhöht auch die Toleranz gegenüber den Äußerungen der anderen. Es entstehen eine schrittweise größere Gelassenheit und die Bereitschaft, Umstände und Störungen von der Sache her zur Kenntnis zu nehmen. »Die Befreiung von Leistungshemmungen« ist, wie Jacoby formulierte, »überzeugender, eindrucksvoller, wenn viele sie gemeinsam erleben und wenn sich diese Befreiung durch deutliche Wandlung der Leistungsqualität auf verschiedenen Gebieten erweist.« (Jacoby 1994, 18) Ist es gelungen, die Fixierung auf Richtig oder Falsch oder die Neigung zum kritisch-einordnenden Blick auf andere zumindest ansatzweise zu mildern, können auch Formen von Partnerarbeit im Sinne gegenseitiger Unterstützung oder Arbeit mit einem Teil der Gruppe, während der andere Teil zusieht, eingeführt werden. Bis auf anfangs notwendige Vorschläge, die vom Gruppenleiter ausgehen, richtet sich der Fortgang der Gruppe im Weiteren immer stärker an den Fragen und Wünschen der Teilnehmer aus. Ein nicht in jeder Gruppe erzielbarer Idealzustand der Arbeit ist erreicht, wenn jeder Teilnehmer seine eigenen Verhaltensweisen untersucht, dabei seinen persönlichen, individuellen Fragestellungen folgt, ohne dass Äußerungen und Kommunikation über das jeweils mitteilenswert Erscheinende die persönlichen Prozesse behindern oder unterbrechen. D.h., es entsteht eine Arbeitsatmosphäre individueller Achtsamkeit und gegenseitiger Akzeptanz und – im doppelten Sinn – des Miteinanders beim Stehen auf eigenen Füßen.

Auf der Basis dieser Erfahrungen, des Erlebens und Auskostens körperlicher Verhaltensmöglichkeiten und eines angemessenen Umgangs mit zuwiderlaufenden Störungen kann *körperliche (und geistige) Reagierfähigkeit wiederbelebt*, ins Spiel des eigenen Verhaltens einbezogen, entfaltet und als selbstverständlich integriert werden. Warum, so fragte Elsa Gindler, können wir uns nicht jederzeit so verhalten, dass unsere Zustands- und Verhaltensweisen uns erfrischen, die Kräfte sich regenerieren, statt kollaptisch nach einem Zuviel an Anstrengung zusammenzubrechen? Der Türöffner für reagierendes Verhalten ist immer indirekt, er liegt nicht in einer wie auch immer gearteten Inszenierung reagierenden Verhaltens, sondern in Empfindungen und Kontakt, die Reagieren erlauben. Eine der früh in der Achtsamkeitsgruppe gestellten Fragen kann sich zum Beispiel darauf beziehen, ob wir bei unserem Tun empfinden können, noch mit jeder Faser und in jeder Phase »mitzukommen«. Kann ich vom Liegen zum Stehen kommen oder umgekehrt und dabei so reagierend sein, dass ich nicht befürchten muss, in die neue Situation gleichsam hineinzufallen? Wieder einmal ist Reagieren nichts, was wir im eigentlichen Sinne machen können. Wir können uns nur so orientieren, dass Reagiermöglichkeit entsteht. Solche Orientierungen sind bezogen auf neue Reagierbereitschaft immer indirekt: oft ein Gedanke wie der an das »Komme ich noch mit?« oder eine Bereitschaft wie: »Ich will keine Körperregion in meinem Empfinden außen vor lassen, mich von Fuß bis Kopf empfinden« oder eine Orientierung an den primären Gegebenheiten wie am Boden, am Zug der Schwerkraft oder an der Empfindung unserer Masse. Es kann dann eine lebendige Beziehung entstehen. Lebendig heißt nicht »Lebhaftigkeit« oder »Erregung«, sondern dass sich der Kontakt verändernd auswirken kann. Denn Leben heißt, ständig verwandelt zu werden.

Im Folgenden soll das nachträglich gefertigte **Protokoll einer ersten Achtsamkeitsgruppe** (Doppelstunde) einen Eindruck vom Ablauf und dem Ingangkommen achtsamen Verhaltens vermitteln (Erläuterungen zu einzelnen Teilnehmern aus psychotherapeutischer Sicht, die selbstverständlich in der Wahrnehmung des Gruppenleiters und Kommunikation mit den übrigen Therapeuten des Behandlerteams eine große Rolle spielt, aber vieler zusätzlicher Erläuterungen bedürften, wurden der Übersichtlichkeit wegen weggelassen):

Nach der Begrüßung Klärung organisatorischer Fragen und Verständigung darüber, dass es in der Achtsamkeitsgruppe um Ausprobieren und gemeinsames Versuchen geht, zu überprüfen, wie sich achtsames Verhalten auswirkt. Einladung, alles laut werden zu lassen, was im Erleben wahrgenommen wird, auch wenn es sich um störende oder angeblich nicht passende Vorgänge und Erlebensweisen handele.

Als erster Erprobungsversuch wird folgende Aufgabe vorgegeben: Von der Matte, auf der sich die Teilnehmer befinden, aufzustehen, einen Hocker zu holen und die Hocker in einem Kreis aufzustellen, sich auf den Hocker zu setzen und, wenn sie zur Ruhe gekommen sind, wieder aufzustehen und sich ohne Worte per Handschlag zu begrüßen, anschließend sich wieder zu setzen und nachzuspüren, wann innere Ruhe wieder eingekehrt ist. Bei diesem Versuch, so die Erläuterungen weiter, käme es vor allem darauf an wahrzunehmen, »wie«, mit welcher Qualität alles geschehe, was alles dabei zu erfahren und zu erleben wäre. Nach dem Versuch werden die Teilnehmer auf den Hockern sitzend eingeladen, die Augen einmal zu schließen und bei sich abzulesen, ob das Vorangegangene etwas in ihnen ausgelöst hat, ihre eigene Befindlichkeit wahrzunehmen und dabei Auffallendes sowie Bemerkenswertes aus dem Versuch laut werden zu lassen. U.a. wird mitgeteilt, dass die Begrüßungssituation Beklemmungen, Ängste ausgelöst habe, man sei angespannt gewesen, es zeige sich jetzt im Sitzen noch Herzklopfen. Dies sei überraschend, da die Situation ja eigentlich nicht gefährlich gewesen sei. Durch die geschlossenen Augen nehme man sich selber deutlicher wahr, Geräusche würden empfindlicher wahrgenommen. Die Hand, mit der man die anderen begrüßt habe, sei jetzt wärmer als die andere etc. Vom Gruppenleiter wird noch einmal hervorgehoben, dass sich einige Mitteilungen auch auf Ängste und Nöte bezogen hätten. Seine Feststellungen, in den entsprechenden Mitteilungen hätten sich auch andere wiedererkannt, die sich nicht geäußert hätten, löst heftiges allgemeines Kopfnicken aus. Dabei sei es doch wichtig festzustellen, dass man mit seinen Nöten und Ängsten nicht allein sei. Bereitschaft zur Angst sei etwas sehr Menschliches, Normales, Notwendiges. Aber dazu gehöre auch, diese Angst, wenn sie als unbegründet erkannt werde, wieder lassen zu können. Durch Rückfragen einiger Teilnehmer wird deutlich, dass das Wahrnehmen von Panikbereitschaft eine Notwendigkeit ist, um sie zu prüfen und auch wieder abklingen zu lassen.

Der Gruppenleiter greift einige Rückmeldungen auf, die sich auf eine deutlichere Wahrnehmung des Sitzens bezogen. Das Naheliegende, Unmittelbare werde häufig angeblich höherer Ziele wegen vernachlässigt. Er lädt dazu ein, sich darum zu kümmern, leichter und bequemer zu sitzen, überhaupt könne es immer wieder eine Frage sein, wo es im Körper weiter, leichter, angenehmer werden könnte. Wo Spannung aufgegeben werden könnte. An dem Modell zweier übereinandergestellter Stäbe versucht er zu verdeutlichen, dass es eine Organisation des Körpers geben muss, bei der der Boden den Körper trägt und stützt und Spannung und Haltearbeit sich auf ein Minimum reduzieren können. Es folgen Probiersituationen im Sitzen und Stehen. Wo ist Boden, der mich stützen kann? Wo wird Arbeit deutlich, die unnötig erscheint? Kann erlebt werden, wie Last an den Boden abgegeben werden kann? Kann erlebt werden, wie der Boden, der z. B. ein Bein im Sitzen trägt, dieses Bein stützt? Darf sich dieses Getragensein vom Boden auch weiter im Körper auswirken?

Im weiteren Verlauf wird ausprobiert, diesen Fragen auch im Liegen nachzugehen. Was bedeutet hier Gestütztsein, sich vom Boden tragen zu lassen, wo ist Boden, darf er sich auswirken? Versuch: Vom Liegen zum Stehen und vom Stehen zum Liegen zu kommen und dabei – egal auf welche Weise – immer wieder Boden zu nützen, wo er sich anbietet. Darf sich Bodenkontakt auswirken? Wo tauchen Schwierigkeiten bei dieser komplexen Bewegung auf? Wie ist mein Umgang damit? Tendiere ich zum Darüberweghuschen oder interessiere ich mich für Schwierigkeiten und Probleme? Darf es sich auswirken, wenn ich auf diese Weise zum Stehen gekommen bin? Wann ist die Handlung beendet? Interessiert mich der Versuch? Bin ich dabei oder »anderswo«?

Einige Teilnehmer beginnen, Auswirkungen der Bewegungsqualitätsverbesserung zu spüren, empfinden diese jedoch als so fremd, dass sie zu anschließenden »befreienden« Reck- und Streckübungen neigen. Dies veranlasst dazu, noch einmal besonders darauf einzugehen, ob sich eine Körperreaktion, z.B. das Niederlassen einer hochgezogenen Schulter im Schultergürtelbereich ohne zusätzliches »Machen«, auswirken darf.

Insgesamt mit jedem Versuch zunehmende Qualitätsverbesserung. Eingehen auf auftauchende Einzelprobleme, z.B. auf überzogene Kopfkontrolle mit entsprechenden negativen Auswirkungen für die Arbeit im Rücken etc.

Überprüfen der Auswirkungen noch einmal im Sitzen auf den Hockern. Viele Teilnehmer erfahren sich jetzt als lebendiger, wärmer, mehr »bei sich«, geschlossener, wacher. Nochmaliges Erinnern der untersuchten Fragen und entdeckten Einzelaspekte. Thematisieren, den Zustand als Spiegelbild dessen, »was los ist«, achtsamer wahrzunehmen. Einladung, in der Zeit bis zur nächsten Gruppenstunde sich den jetzt aufgekommenen Fragen beim Sitzen, Stehen, Liegen etc. öfter einmal zu stellen. Empfehlung, Fragen, Zweifel oder Erfahrungen schriftlich festzuhalten. Hinweis, den eigenen Erfahrungen und Wahrnehmungen zu trauen und sie nicht zu »zerreden«. Einladung zur Themengruppe »Bewegung« als Gelegenheit, sich über Hintergründe der Arbeit zu informieren und Fragen zu stellen. Einladung, schon das Aufräumen nach Beendigung der Gruppenstunde als eine Gelegenheit zu benutzen, dabei lebendig und erfahrbereit, eben achtsam zu sein …

5. Achtsamkeit im multimodalen Therapiesetting

Multimodale Therapiesettings bündeln Fachkompetenz und stellen interdisziplinäres Wissen bereit. Sie sind in der Therapiekette zwischen Akutversorgung, Rehabilitation und Entlassung in den Alltag unverzichtbar geworden. Dies bezieht sich sowohl auf eine umfassende Differenzialdiagnostik unterschiedlicher Fachdisziplinen als auch auf das durch Funktionstherapien erweiterte Spektrum therapeutischer Möglichkeiten. Allerdings laufen auch interdisziplinäre Therapieangebote, wenn sie nicht genügend miteinander verbunden sind, in die Falle der isolierten Untersuchung eines Symptoms oder Körperteils durch den Spezialisten. Leicht kann dann auch in Psychosomatischen Kliniken die Seele zum Psychotherapeuten und der Körper zum Physiotherapeuten getragen werden. Versteht man aus körperverhaltenstherapeutischer Perspektive die funktionellen Körperprobleme psychosomatischer Patienten als das Problem einer Nichtintegration, einer Dissoziierung, muss solchen Tendenzen der Abtrennung des Körperlichen, wie sie das somatische Medizinkonzept des 17. Jahrhunderts impliziert, gezielt entgegengearbeitet werden. Multimodale Settings dürfen die Trennung von Körper und Seele im bisherigen Erleben des Patienten nicht dadurch weiter unterstützen, dass sie in ihrer Arbeit die traditionelle Trennung somatischer und psychosozialer Perspektiven beibehalten. Im Gegenteil, sie müssen sie überwinden und an ihrer Überwindung arbeiten. Darin liegt die tiefere Begründung für interdisziplinäres Arbeiten in solchen Einrichtungen, zwischen somatisch ausgebildeten Medizinern und Psychologen, zwischen Bezugs- und Funktionstherapeuten. Funktionstherapien erfüllen in psychiatrischen und psychosomatischen Kliniken nicht nur Verordnungen, wie (krankengymnastisch) »eine insuffiziente Rückenmuskulatur aufzubauen« oder (sporttherapeutisch) »Herz und Kreislauf zu trainieren«. Multimodale Behandlerteams regen den Patienten an, begleiten ihn, fordern ihn, ersetzen gewissermaßen seinen Alltag durch Gelegenheiten, in denen unter therapeutischer Anleitung die individuellen Wachstumsprozesse des Klienten gefördert werden. Funktionstherapien in Psychosomatik und Psychotherapie arbeiten – wie der schöne Begriff sagt – daran, die Funktionsmöglichkeiten des Patienten wieder zu wecken und zur Entfaltung kommen zu lassen. Sie sind ressourcenorientiert.

Die wichtigste Frage, die der psychotherapeutisch arbeitende Bezugstherapeut, Arzt oder Psychologe, seinem Patienten in einem multimodalen Therapiesetting stellt, lautet: »Was haben Sie in der Funktionstherapie erfahren? Wie ist es Ihnen ergangen? Was haben Sie erlebt, verstanden, was beschäftigt Sie davon noch?« Zum interdisziplinären Arbeiten gehört die Verhaltensbeobachtung aus den Perspektiven der unterschiedlichen Behandlungsangebote und der Austausch darüber mit dem Patienten und zwischen den Therapeuten im supervidierten Team.

Multimodale Therapieangebote ergänzen sich durch die unterschiedlichen Formen von Einzel- und Gruppenarbeit, aktivierenden oder passiven Verfahren, kognitiven oder erfahrungsorientierten Behandlungsansätzen. Durch gelebte Achtsamkeit »von Anfang an« schaffen Therapeuten neue Erfahrungsräume, durch Offenheit, Respekt und Vertrauen in den Patienten neue Beziehungsrealitäten. Achtsam zu werden ist nicht nur eine Funktionsmöglichkeit, die sich zwischen psychotherapeutischem Arzt und Patient realisiert, sondern die auch von allen anderen im Behandlungsteam reflektiert und, so gut es persönlich geht, gelebt werden will. Nichts wäre unglaubwürdiger, als wenn ein achtsamer gewordener Patient, der vor dem Behandlungsraum in Kontakt mit sich zu kommen, sich zu sammeln und still zu werden versucht, auf einen überlasteten, gereizten Funktionstherapeuten trifft, der dem zunehmenden Druck im Gesundheitswesen nicht mehr gewachsen ist und »den letzten Termin für heute« auch noch abarbeiten muss.

Funktionstherapeuten – d. h. Ergotherapeuten, Krankengymnasten, Feldenkrais-Lehrer, Sporttherapeuten, Musiktherapeuten, Sozialarbeiter, Physiotherapeuten – werden in der Regel immer noch zum Arbeiten in einem bio-psycho-sozialen Konzept ebenso wenig ausgebildet wie Ärzte und Psychologen. Dies muss in den psychotherapeutisch arbeitenden Einrichtungen durch kontinuierliche Fortbildung und Supervision nachgearbeitet, entwickelt und gepflegt werden. In Fortbildungen, Besprechungen und oft noch in Gesprächen im Teamzimmer oder beim Mittagessen bildet sich so etwas wie der Geist einer Therapieeinrichung. Diese Klammer eines gemeinsamen Menschenbildes, von Grundüberzeugungen und eines gelebten Bewusstseins wird umso therapeutischer wirken, je lebendiger sie von den Therapeuten einer Einrichtung vorgelebt wird. Eine körperverhaltenstherapeutische Orientierung kann sich in einer Klinik dahingehend auswirken, dass Patienten auch in ihrem Körperverhalten wahrgenommen werden und die zugrunde liegenden Funktionsmöglichkeiten in den Behandlungen genutzt werden.

Supervision ist die zentrale Gelegenheit des Informationsaustauschs und der Therapieorganisation, der gegenseitigen Unterstützung, manchmal auch die des notwendigen Trostes, aber auch der Fortbildung und Erarbeitung gemeinsamer Ziel- und Werteorientierungen. Wir haben alle eine Schule besucht und daher unsere Schwierigkeiten beim Umgang mit unseren Fehlern. Wir leben in einer Kultur, in der wir so funktionieren müssen, dass wir Fehler nicht ausreichend wahrnehmen und würdigen können. Wenn wir sie nicht gerade leugnen, so neigen wir doch gerne dazu, durch Fehler aufkommende Fragen rasch durch Erklärungen zu erledigen. In der Supervision kann achtsam zu werden heißen, Fehler lieben zu lernen (s. dazu oben S. 46 ff.), sie als eine Gelegenheit wertzuschätzen, kritische Dinge zu erkennen und beim nächsten Mal besser zu reagieren, adäquater zu handeln, besser zu therapieren. Therapeuten und Patienten profitieren auf beiden Seiten von den Möglichkeiten, achtsam werden zu können.

6. Körperverhaltenstherapeutische Kompetenz und Fortbildung

Um als Therapeut körperverhaltenstherapeutisch arbeiten zu können, ist eine Schulung notwendig. Wünschenswert sind zwar Ausbildung und Erfahrungen in körperbezogenen Methoden, die die funktionelle Anatomie und die physiologischen Bedingungen körperlichen Verhaltens vermitteln. Anatomische Kenntnisse, krankengymnastisches »Knowhow«, die Feldenkrais-Methode, Auseinandersetzung mit der Jacoby/Gindler-Arbeit und Erfahrungen mit Entspannungsmethoden eignen sich als Einstieg. Der Königsweg zum Erwerb körperverhaltenstherapeutischer Kompetenz führt über Selbsterfahrung. Nicht nur für Körperverhaltenstherapie gilt, dass ein Therapeut immer nur so klar und eindeutig unterrichten kann, wie es eigene Erfahrungen und Klärungsprozesse erlauben.

Heinrich Jacoby formulierte »für die allgemeine pädagogische Praxis« zwei Forderungen, die sowohl als Sequenz für die persönliche Selbsterziehung als auch für das Arbeitsverhältnis zwischen Therapeut und Patient verstanden werden können: die Forderung nach Entwicklung eines zweckmäßigen Verhaltens und die Forderung zweckmäßiger Frage- und Aufgabenstellungen. Unter der »bewussten Disziplinierung eines zweckmäßigen Verhaltens« verstand er »die Selbstumerziehung zu Kontaktbereitschaft, Empfangsbereitschaft, Abklingenlassen von Verstörtheit, Abbau und Abklingenlassen von Panik und Aggressionsbereitschaft und allem überflüssigen ›Machen-Wollen‹ als Grundverhalten«. Sie erlaubt den »Aufbau von Fragestellungen und Aufgaben in einer solchen Weise, dass man vom Kontakt mit der biologischen, funktionellen Organisation des ›Instrumentes‹ Mensch durch Erziehung und Unterricht nicht ablenkt, sondern dass man möglichst so fragt, dass die biologische Ausrüstung zwangsläufig ungestört funktioniert und damit durch jeden Gebrauch auch wirklich entfaltet wird« (Jacoby 1994, 18 f.). Dies ist zweifellos ein außerordentlich hoher Anspruch. Aber man bedenke, dass es um die Wiederentdeckung allgemein menschlicher Funktionsmöglichkeiten geht. Für die Pädagogik oder

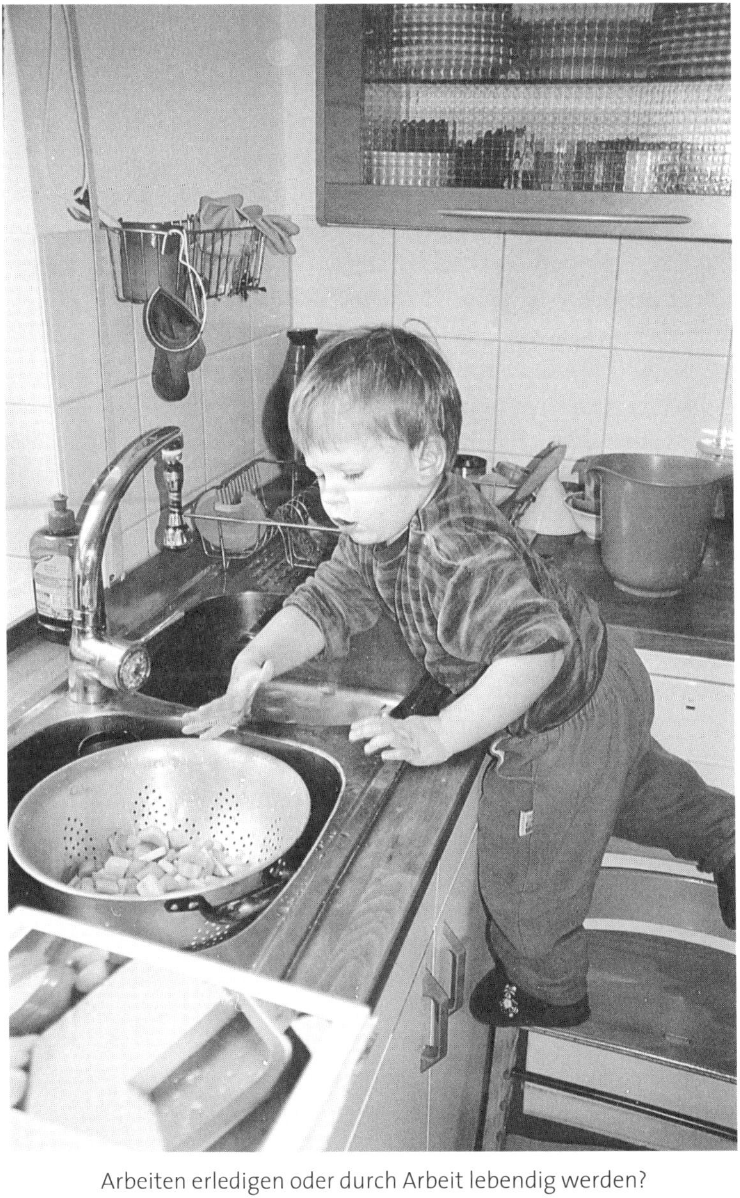

Arbeiten erledigen oder durch Arbeit lebendig werden?

Didaktik innerhalb psychotherapeutischer Praxis bedeutet dies, dass eine Fragestellung stets derart sein sollte, dass ihre Lösung als nächster Schritt vom Klienten auch mit Wahrscheinlichkeit gefunden werden kann. Im Dialog zwischen Therapeut und Patient geht es um Aussprache und Verständigung über sich aus dem Entwicklungsprozess des Patienten ergebende Fragestellungen, nicht um Belehrung, sondern um Entfaltung. Die Geschwindigkeit dieser Entwicklung ergibt sich aus den Entdeckungen und Fortschritten des Patienten. Bezogen auf die Probiersituationen, wie sie im ersten Teil des Buches vorgestellt wurden, impliziert dies, dass es manchmal auch in einem Schritt gelingen kann, »alles« zu entdecken, was derzeit aus einer solchen Untersuchung des Verhaltens resultieren kann. Häufiger sind jedoch mehrere und kleinere Schritte notwendig, um die Basis für autonome Entwicklung und Verständigung zu schaffen.

Ohne bewusste und längere Erfahrungen mit sich selbst ist ein Therapeut nicht in der Lage, die vielfachen, sehr beredten Körpersignale seines Klienten wahrzunehmen und darauf zu reagieren. Wie bewegt sich mein Gegenüber? Sieht es leicht aus oder schwer? Ist sein Körper wach und lebendig, ohne sich zu verausgaben? Wie würde es sich anfühlen, wenn ich mich so organisieren würde? Sehe ich Akzente in der Bewegung? Wo wirkt es im Körper des Patienten eng? Wo will es weiter werden? Wo werden Teile des Körpers ausgespart? Wie wird Arbeit verteilt? In welchem Gesamtzustand befindet sich der Patient? Durch solche Fragen gelingt allmählich »die Gewinnung einer bewussten Beziehung zum eigenen Körper als dem Instrument, in dem sich alle Zustandsänderungen abspielen, denn diese sind Voraussetzung aller Wahrnehmung und Äußerung« (Jacoby ebd.).

Es gibt zahlreiche Möglichkeiten, den Blick (und die damit verbundene Übertragungsarbeit) ständig auch im Alltag zu schulen,

- etwa im Straßencafé beim Blick auf vorbeiflanierende Passanten oder im Urlaub am Strand, wo sich Bewegung und Befindlichkeiten oft noch unmittelbarer studieren lassen (Wie fühlt sich das körperliche Verhalten der beobachteten Person vermutlich an; wie ist ihr Gesamtzustand?).
- Fragen Sie Partner oder Freunde, ob sie Ihnen helfen. Z. B. indem sie Ihnen erlauben, dass Sie Ihre Mutmaßungen über die Qualität der

körperlichen Befindlichkeiten Ihres Gegenübers laut werden lassen. Erbitten Sie ein Feedback. Tauschen Sie auch einmal die Rollen.

- Schauen Sie sich die Videoaufnahme einer therapeutischen Sitzung einmal unter den Gesichtspunkten des Körperverhaltens an. (Achten Sie z.B. beim Schnelldurchlauf auf grobe Veränderungen der Körperhaltung, der Gestik und Mimik, die sie dann noch einmal genau untersuchen: was war los, als der Patient sein Körperverhalten änderte?)
- Nehmen Sie während therapeutischer Sitzungen – ohne es den Patienten merken zu lassen – die Haltung Ihres Klienten ein: wie fühlt sich das an?
- Hervorragende Möglichkeiten zur Erfahrung des eigenen Körperverhaltens ergeben sich durch eine Teilnahme an Jacoby/Gindler-Arbeitskreisen oder Feldenkrais-Kursen.

Mit der Zeit wird Ihre Kompetenz in der Beurteilung des körperlichen und damit des Gesamtzustandes des Patienten, seiner Funktionsweisen und seiner Funktionsmöglichkeiten wachsen. Vermeiden Sie aber, auch wenn dies aufgrund unserer Geschichte schwer zu sein scheint, sich in einer angeblichen »Methode«, im Stoff oder im Akzidentellen zu verlieren. Dies bedeutet stets die heimliche Fortschreibung der für unsere Kultur so typischen Dissoziierung von Selbst und Verhalten, sodass an die Stelle von Reagieren und Funktionieren Machen tritt. Wer sich dies als Therapeut selbst erarbeitet, verliert sich weniger leicht in dem oft so beliebig und uferlos erscheinenden Feld von Psychosomatik und Psychotherapie an gut gemeinte, aber doch im Grunde gewagte, spekulative und nicht sehr weit führende Methoden.

Korrekturen oder manipulative Verbesserung von außen haben in der Körperverhaltenstherapie keinen Platz, wenngleich zum Beispiel bei Schmerzpatienten oft passive Verfahren, wie Physiotherapie, Krankengymnastik oder Funktionelle Integration nach Feldenkrais, als initiale, vorübergehende Nothilfe zur Beseitigung schmerzhafter Zustände genutzt werden müssen. Entsprechende Interventionen gehören dann in die Hände von dazu ausgebildeten Fachleuten. Vermeiden Sie Beurteilungen. Niemand mag gerne von außen kritisiert werden. Kein Mensch lässt sich gerne belehren, korrigieren und dirigieren. Keiner nimmt leicht einen Hinweis an, der impliziert, dass ihm gerade ein Fehler unterlaufen ist. Keiner hört gerne Ratschläge. Wenn eine Frage auftaucht, können Antworten gesucht werden. Aber sie sollten die Frage nicht erledigen oder ersticken, sondern helfen, dass der Patient sie für sich beantworten kann. »Auch das Falsche ist richtig, solange es noch das Angemessene ist, und das ist es, solange es noch nicht unmittelbar als nicht richtig empfindbar geworden ist. Es hat keinen Sinn, auf ein theoretisches ›Richtig‹ hinzusteuern oder auf ein ›Richtig‹, das von anderen Leuten dafür gehalten wird. Dahinter steckt stets noch das Verpflichtetsein, etwas möglichst richtig zu machen.« (Jacoby 1994, 181)

Achtsam sein zu können ist auch im noch so schwierig erscheinenden Patienten als Funktionsmöglichkeit und Ressource bereits vorhanden. Diese gilt es einzubeziehen, ins Spiel kommen zu lassen, nicht anzudressieren, zu üben oder zu trainieren. Wer das im Blick hält, dem wird es nicht an Ideen mangeln, Achtsamwerden in immer wieder neuen Probiersituationen und Fragestellungen sich auswirken und erlebbar werden zu lassen. Für den Therapeuten ergeben sich dabei immer wieder typische Fragen:

- Wie können die Erprobungen und Fragestellungen derart gestuft werden, dass sie mit hoher Wahrscheinlichkeit lösbar sind und erfahren werden können? Jeder noch so kleine Schritt erfahrener Qualität ist wertvoller als nicht erfahrbare Spekulationen.
- Verhindern vorzeitige Erklärungen und »Brücken« zum Verständnis nicht Erfahrung, so wie es unmöglich ist, noch ein Rätsel zu lösen, dessen Lösung man vorgesagt bekommt?
- Wirkt sich die therapeutische Zielorientierung hemmend für den Prozess des Patienten aus, z.B. im Sinne eines Erfolgsdrucks oder angepassten Verhaltens?
- Wie kann ich den Patienten so ansprechen, dass er gesünder reagieren kann? Ergibt sich die Richtung des Therapieprozesses aus den Verhaltensmöglichkeiten des Patienten oder unzweckmäßigerweise aus anderen (sekundären, störenden) Umständen?

Geist und Haltung des begleitenden Therapeuten drückt sich auch in seiner Wortwahl aus. Statt »Waren Sie da gerade nicht zu schnell?« kann es z.B. heißen: »Was war da los?«, oder: »Wo will es noch angenehmer werden?« Die wichtigste Tugend ist die des Wartenkönnens. Wie oft deuten sich Fragen schon im Körper des Patienten an, bevor sie von ihm auch sprachlich ausgedrückt werden. Wie schade wäre es gewesen, der Therapeut hätte hier voreilig gefragt, bevor es dem Patienten zur Frage wurde. Wie wertvoll ist es, wenn die Frage im Patienten entsteht. Es ist sinnvoller, den Patienten positiv zu verstärken, wenn er während der Therapiestunde mitteilt, dass er sich neuerdings auch öfter um die Qualität seines Sitzens kümmert (und er sitzt dann auch angenehmer und selbstverständlicher), statt ihn in der halben Stunde zuvor voreilig auf die mäßige Qualität seiner Befindlichkeit beim Sitzen anzusprechen, auch wenn es noch so begründet gewesen sein mochte.

Wer als Therapeut zu einer sachlichen Auseinandersetzung mit den eigenen Funktionsmöglichkeiten anregt, Probiersituationen wie ein wissenschaftliches Experiment anregt, wird auf Suggestionen jeder Art verzichten müssen. Stellen sie doch nichts anderes dar als oft allzu durchsichtige Zielsetzungen. Ein Verzicht darauf wird letztlich nur gelingen, wenn sich auch der begleitende Therapeut von Erwartungen frei macht, etwa eine Probiersituation »müsse« sich doch so oder so auswirken. Nein, sie kann sich vielleicht aufgrund vieler Vorerfahrungen so oder so auswirken. Wenn sich eine Intervention oder ein Versuch gegen alle bisherige Regel anders auswirkt, wird es im Gegenteil ja erst richtig interessant: »was war da los?«

Ein anderes Beispiel dafür, wie wachsam der Therapeut – zwangsläufig im Feld von Übertragung und Gegenübertragung – in seinen Interventionen und der Wortwahl sein muss, ist der Umgang mit Klagen über Schmerzen und Missempfindungen. Während den Probiersituationen werden Patienten ja explizit aufgefordert, auch unangenehme Empfindungen, wenn sie sich einstellen, wahrzunehmen und mitzuteilen. Die Funktion dieser Äußerungen kann sehr unterschiedlich sein und Leid, aber auch Protest oder Unsicherheit ausdrücken. Hier ist der Therapeut gefordert, achtsam zu sein und gelassen wie interessiert zu reagieren. Seine Reaktion vermittelt im Idealfall, dass der Patient sich ernst und verstanden fühlt. Er kann dabei modellhaft reagieren. Seine Reaktion sollte das leisten, was der Patient vielleicht noch nicht kann, nämlich sich für die Zusammenhänge zu interessieren, weiter zu beobachten, was neben dem Schmerz noch alles »los ist«, geschehen will.

Unter **www.koerperverhaltenstherapie.de** findet sich schließlich für interessierte Therapeuten ein Forum mit Hinweisen auf Literatur, Kurse, Fortbildungs- und Selbsterfahrungsmöglichkeiten zu den Themen einer Körperverhaltenstherapie. Fortbildungsmöglichkeiten in anderen achtsamkeitsbasierten Therapieverfahren finden sich in dem umfassenden Sammelband zu Achtsamkeit und Akzeptanz in der Psychotherapie von Heidenreich & Michalak (2004) aufgelistet.

7. Berichte und Resümees von Patienten

Dieses Buch endet mit konkreten und persönlichen Erfahrungen. Bei den Zitaten aus Resümees und schriftlichen Aufzeichnungen von Patientinnen und Patienten, die anfingen, sich achtsamer zu verhalten, handelt es sich um unterschiedliche Mitteilungen aus individuell unterschiedlichen Situationen und Etappen eigener Entwicklung. Einige Male wird deutlich, dass sich die Berichtenden im Stadium der »Problemaktualisierung oder prozessualen Aktivierung« (nach Grawe, siehe oben S. 103 ff.) befinden. Die übrigen fundamentalen Wirkprinzipien von Psychotherapie: Ressourcenaktivierung, Problembewältigung und motivationale Klärung, werden in allen Berichten sichtbar. So wird auch unkommentiert deutlich, wie Beziehung zum eigenen Verhalten auf geraden und oft ungeraden Pfaden gewonnen werden kann.

»Als ich mich [für die Achtsamkeitsgruppe] meldete, wusste ich, dass ich nicht weiß, auf was ich mich da genau einlasse; aber mir schoss durch den Kopf, dass es eine Chance ist, dass ich am meisten dabei lernen – schon wieder dieser Ausdruck! – könnte, wenn ich das Experiment selbst ausprobiere. Von Probieren war allerdings, wenn ich das im Nachhinein Revue passieren lasse, recht wenig zu sehen. Aber was danach in mir vorging, war die ganze Sache schon allein wert. Eine Lektion, die ich gebraucht habe – vielen Dank!« (H. H.)

7.1 »Es interessiert!« – »Es funktioniert!« – »Einfach geschehen lassen, toll!«

»In der Stunde war viel die Rede davon, sich bewusster zu bewegen, loszulassen (schon wieder so eine Sache, die mir bis dato fast gar nicht gelang), zu schauen, was kann ich besser machen, schlicht und einfach seinem Körper zuzuhören. Für mich als Powerfrau fast unmöglich. Dann begann die erste Übung. So ähnlich, wie seinen Oberkörper einfach nach vorne hängen lassen und wieder aufrichten. Sah beim ersten Hingucken irgendwie blöde aus. Nachdem ich dann diese Übung zum ersten Mal selber ausprobiert hatte, war nach dem Aufrichten mein erster Gedanke: ›Geschafft!! Und jetzt??‹ Dann die Wiederholung, diesmal war der Ablauf bewusster, und ich musste all meinen negativen Gedanken Abbitte leisten. Ich habe diese Übung noch öfter wiederholt und bei jedem Mal neue Sachen in mir entdeckt. Wie z. B. das Gefühl, gar nichts machen zu müssen; wenn du *dir die Zeit nimmst*, geht alles von alleine, und wenn du meinst, du bist oben, von wegen, es geht weiter. Dieses Gefühl hat mich so überwältigt und war für mich eine Herausforderung, mehr zu erfahren und weiterzumachen. Ich kann ›endlich‹ loslassen und genieße jede Stunde.« (S. H.)

»… Ja, es geht wirklich leichter, einfacher, durch Verlagerung meines Gewichtes, durch Abgeben meines Gewichtes, durch langsames Aufbauen meiner Statik, Stein für Stein, nein Wirbel für Wirbel, bis ich im Gleichgewicht bin bzw. stehe. Es funktioniert! …« (N. W.)

»Erstes Erleben war: überraschend, beruhigend, gab mir maximal gespürte Entspannung, hat mich tief berührt, gab mir inneren Frieden.« (A. U.)

[Am Tag der Entlassung aus der stationären Behandlung, wieder zu Hause:] »Um die späte Abendsonne noch im rechten Einfallwinkel zu erwischen, habe ich die Unterschenkel aufgestellt und mit den Füßen halb müde, halb gelangweilt gewackelt. Ein paar Minuten später stelle ich fest: Ach nee, ich habe unbewusst und mit völliger Lockerheit und Ruhe schon eine Weile mit der Masse der Unterschenkel samt Füßen gegen die Schwerkraft gespielt. Ich habe es ohne jede Absicht einfach geschehen lassen, toll! Ich habe danach noch bewusst weiterprobiert. Merkwürdig, wie schwer es für mich ist, die Füße hängen zu lassen. Kein Vergleich mit der Beweglichkeit der Handgelenke. Als ich keine Lust mehr hatte, habe ich aufgehört und mit großem Vergnügen dieses satte, wohlige Beingefühl genossen! Tolle Sache, die Schwerkraft.« (E. N.)

7.2 Die Sprache des Körpers entdecken

»Dann kam die Sache mit der Kugel unter dem Kopf. ›Auweia‹, habe ich gedacht, ›so was Blödes, das kann doch nicht sein Ernst sein. Ich mit all meinen Schulter- und Nackenproblemen und dann eine Kugel unterm Kopf, na Bravo!!‹ Beim ersten Versuch habe ich innerlich geflucht und mit meinem Kopf immer wieder eine andere Position gesucht. Am liebsten hätte ich das Ding genommen und weg damit. Dann noch das gemeinsame Summen. Es hat mich etwas von dieser unbequemen Position abgelenkt. Endlich konnten wir das Ding wegnehmen und entspannen. ›Gott sei Dank.‹ Aber von wegen: Wir mussten es noch einmal versuchen. Und ›oh Schreck‹ oder ›Glück‹, es funktionierte, ohne unangenehm zu sein. Ich wollte es nicht glauben, aber es war so. Was war da mit mir passiert?? So ganz weiß ich es noch nicht, aber all das macht mich immer neugieriger auf neue Erfahrungen und Erlebnisse…« (A. B.)

»Ein echtes ›Aha-Erlebnis‹ war die Übung mit der Stahlkugel unter dem Kopf. Ihre Aussage ›Je mehr Sie sich darauf einlassen, desto geringer wird der Schmerz‹« führte dazu, dass ich versuchte, mich darauf einzulassen. Folge: ich spürte deutlich, wie sich Verspannungen im Nacken und im Hinterkopf-Bereich lösten.« (S. R.)

»Es war ein unbeschreiblich schönes Gefühl, mich zu spüren!« (D. L.)

»Es war das erste Mal, dass ich bei dem Versuch, den Hocker anzuheben, das Gefühl hatte, als würde es in meinen Füßen magnetisieren. Eine so klare Beziehung zur Schwerkraft hatte ich noch nie. Ich konnte den Hocker spürbar leicht anheben.« (A. R.)

7.3 Ziel des Spieles

»Bei einer Übung saßen wir auf einem Hocker. Vor uns lagen ein Tennisball und eine Eisenkugel. Die Übung bestand nun darin, eine Kugel achtsam von der einen Seite auf die andere Seite zu legen und dabei auch unterschiedliche Wege auszuprobieren.

Die Erfahrung war enorm. Zunächst ist ein Gefühl der Unbeholfenheit aufgewachsen. Das war irritierend. Dann mischte sich ein leichter Ärger unter. Die Aufforderung ›Genießen Sie es! … Probieren Sie aus! …‹ machte es nicht besser. Ich war über mich selbst erstaunt. Was ist denn da mit mir gerade los?

Ich denke, meine impliziten Erwartungen wurden nicht erfüllt. Ich hätte erwartet, dass jetzt irgendjemand sagt: ›Ziel des Spieles ist es… z.B. die Eisenkugel in drei Minuten mit der linken Hand 150-mal von links nach rechts zu bewegen.‹ Wahrscheinlich hätte ich das gemacht, ohne (mir) eine Frage zu stellen.

Jetzt, wo mir das klar wurde, wurde es noch erschreckender für mich!

Dann kam mir das Bild in den Sinn, wie ich als Kind, noch bevor meine Eltern morgens aufgestanden sind, ein Gesellschaftsspiel aus dem Wohnzimmerschrank ausräumte. Ich habe die Packung geöffnet und hineingeschaut, was denn da so alles drin ist. Ein großes Spielfeld. Interessant bemalt. Und Figuren waren drin. Und Steinchen. Und Würfel. Ich habe ausprobiert, was man mit den einzelnen Teilchen machen kann. Ich hab gewürfelt und gebaut. Es war ein interessantes Spiel. Es war eine Freude.

Irgendwann kam der ›Fluch‹, als ich angefangen habe, lesen zu lernen. Ich habe die Spielanleitung gelesen. Seitdem wird das Spiel nach dieser Variante gespielt.

Mir kam in den Sinn, dass ich mir erst gestern ein Gesellschaftsspiel gekauft hatte. Abgesehen davon, dass ich erst einmal die Bedienungsanleitung durchgelesen habe, ist mir aufgefallen, dass eine Bedienungsanleitung nicht mit ›Spielverlauf‹ oder mit ›Spielmaterial‹ oder mit ›Geschichte des Spiels‹, sondern mit ›Ziel des Spieles‹ beginnt. ›Ziel des Spieles ist …‹ ist auch eine Anleitung der Menschen für die Bewältigung des Lebens geworden. Mit Sicherheit haben wir in der Kindheit und im weiteren Leben dazugelernt. Vieles, was einen dazu befähigte, das Leben zu meistern. Aber vieles wurde auch vernachlässigt.« (N.S., Diplom-Psychologe)

»Zen und Achtsamkeit haben für mich viel gemeinsam. Beide treffen sich u.a. bei ihrem ganzheitlichen und humanistischen Ansatz. Es geht dabei in erster Linie bei beiden *nicht* darum, den Übenden/Patienten mit Theorie zu versorgen, sondern ihn von Anfang an mit der Ausführung/der Praxis vertraut zu machen. […] Selbstwesenschau ist ein zentraler Begriff im Zen – sich erleben/erfahren, wie man wirklich ist. Über das Zur-Ruhe-Kommen, die Sitzhaltung, die Beobachtung des Atems, die Entwicklung von Konzentration und Entspannung, die Aufmerksamkeit, die wir unseren inneren Vorgängen entgegenbringen, das Loslassen und Nichtdenken (Denken des Nichtdenkens), die besonderen Anleitungen für Gehen, Stehen und Liegen, die Regeln für den Ablauf der Lektionen führen zur Begegnung mit sich. Der Übende lernt zu sehen, zu fühlen und Erwartungshaltungen abzubauen (zumindest am Übungsplatz), um dem reinen Empfinden möglichst wenig entgegenzustellen oder beizumischen.« (T. G.)

7.4 Vertrauen

»Heute und in der letzten Achtsamkeit[sgruppe] hatte ich das Gefühl, mein Körper braucht viel mehr Zeit zwischen den Aufgaben, um auf das Probierte zu reagieren. Heute habe ich versucht, mir mehr Zeit zu lassen, und einfach weniger gemacht. Ich habe z. B. bei der Aufgabe mit dem Tennisball probiert, anzuhalten, innezuhalten, zurückzugehen und erneut zu probieren.« (A. R.)

»Ich habe das Gefühl, dass sich Millionen von Molekülen in meinem Rücken wohlig aneinanderreiben. Ich spüre, dass ich ganz einfach einen ›schönen‹ Rücken habe. Meine ›Haltung ist stolz‹, ich komme mir wie ein Spanier vor. Würde am liebsten Paso doble tanzen.« (D. K.)

»Ich kam in der Klinik an mit starken, ständigen Rückenschmerzen. In der Achtsamkeitsgruppe gelang es mir zuerst nicht, meine Lendenwirbelsäule zu beugen. Wenn ich nun stehe und den Boden sehr sicher unter mir fühle, schaffe ich diese Bewegung ohne Anstrengung. Ich bin fast schmerzlos und ich fühle mich sicher. In Angstphasen verliere ich den Boden unter den Füßen. Ich gewinne nun Vertrauen in mich selbst. Mein Körper und ich bilden wieder eine Einheit. Ich habe hier in der Klinik nicht mehr das Gefühl, neben mir zu stehen und mich nicht zu erkennen.« (A. N.)

»Diese Selbst-Körpererfahrung möchte ich nicht vermissen. Ich habe wieder Vertrauen (hatte ich es jemals??) in meinen Körper. Das Fallenlassen unter Ausnutzung der Schwerkraft erzeugt bei mir Euphorie, Ruhe und Gelassenheit. Ich kann mir diesen Zustand, sooft ich will, zurückholen. Ich bin schmerzfrei geworden, selbst nach der unangenehmen ›Nudelholzsitzung‹. Ohne Schmerzen zu sein, ist ein neues Lebensgefühl.

Die Füße: es ist eine Lust zu gehen. Ich probiere es aus in einer Ladenstraße, halte inne, atme durch und schreite weiter. Mit diesem neuen Bewusstsein zu leben, wird sich meine Lebenswelt verändern …« (A. K.)

»Ich bin 53 Jahre alt und war der Meinung, mein Leben meisterhaft im Griff zu haben. Bis zu dem Zeitpunkt, als ich kurz hintereinander von zwei Hörstürzen überrascht wurde. Es kamen ›pfeifende‹ Geräusche hinzu, Schlafstörungen, Schwindel, Kopf- und Rückenschmerzen. All dem war mit keiner Tablette und keiner Infusion abzuhelfen. Ich war verzweifelt, da ich nicht mehr funktionierte wie bislang. Mit etwas Ruhe und evtl. Neuigkeiten auf dem medizinischen Gebiet erhoffte ich Abhilfe, um möglichst schnell wieder im Arbeitsalltag fit zu sein. Ich hab doch schon ganz andere Dinge gemeistert! Wie armselig meine Wünsche waren, erfahre ich nach und nach. Ich war zunächst gar nicht in der Lage, meine Empfindungen, Gründe der Erkrankung oder eigene Bedürfnisse zu benennen. Ich hatte das Gefühl, mich vergessen zu haben. Plötzlich konnte ich weinen. Ich war verwundert und beschämt über diese Gefühlsregung. […] Die Tränen liefen dann, wenn ich ganz nah bei mir war, z. B. beim meditativen Malen, in der Feldenkraisstunde und in der Achtsamkeitsgruppe. Es waren anfangs Tränen der Traurigkeit, der Verbissenheit, weil etwas nicht klappte wie gewohnt, aber zunehmend Tränen der Freude, darüber mit so wenig viel zu erreichen. Herausfinden, was mir guttut! Mir darf wohl sein!! Dieser Satz aus der Achtsamkeitsgruppe hatte eine große Wirkung auf mich. Es purzelten viele Ereignisse aus meinem Leben durcheinander. Ich fing an, mein bisheriges Leben nach Themen zu ordnen und sie zu beleuchten. Mein Leben als ›Schubladenschränkchen‹ zu betrachten, war teilweise schmerzhaft. Einige Schubladen ließen sich leicht öffnen. Andere waren verkantet und fest wie mein Rücken, mein Lendenbereich und Schulterbereich. Mein linkes Ohr war und ist mein Stressbarometer. Es wird ›taub‹ und hilft mir, sobald ich mit der ›Brechstange‹ arbeite … Ich fange an, die stillen Stunden zu genießen. Ich spüre manchmal ein Gleichgewicht in mir. Dies rührt mich sehr an. Ich spüre Veränderungen in der Lendengegend, eine Leichtigkeit … Ich habe das Gefühl, meine Arme schwingen frei neben meinem Körper. Ich habe das Gefühl, hoch erhobenen Haupts zu gehen … Hier durfte ich das erste Mal über den Tod meines Vaters … weinen … Ich habe Abschied genommen von meinem Bruder … Ich habe meine gescheiterte Ehe beleuchtet … Ich habe in all den Jahren nach der Scheidung nie über die Möglichkeit einer neuen Partnerschaft nachgedacht. Hier durfte ich darüber weinen, reden und nachdenken. Ich kann mich nun neu orientieren, und ich kann mir durchaus vorstellen, mich auf eine neue Partnerschaft einzulassen, mich auf etwas zu freuen, das mir guttut und das ich möchte. Ich darf glücklich sein. Hier beleuchtete ich meinen Arbeitsplatz … Anfangs gab ich diesem System den größten ›Schuldanteil‹ an meinem Hörsturz. Inzwischen erkenne ich jedoch auch meine Anteile, die dazu beigetragen haben, in diese Situation zu geraten. Mein Perfektionismus, meine hohen Ansprüche, meine Angst vor Enttäuschung und Kränkungen oder dass ich vergessen habe, mich abzugrenzen, haben dazu geführt, dass ich nun einen Hörsturz bekam. Manchmal bin ich froh, dass der Hörsturz zu mir kam …« (D. H.)

7.5 Störungen gelassen zur Kenntnis nehmen

»Im Verlauf der fünf Wochen hat sich bei mir eine innere Wandlung vollzogen, die jedoch nicht kontinuierlich verlief, sondern von zeitweiligen Brüchen durchsetzt war. Mit meiner Annahme, ich hätte keine so hohen Erwartungen an die Maßnahme, habe ich mich wohl selbst getäuscht. Unbewusst war doch immer die Hoffnung präsent, hier auf einen Schlag alle meine Probleme loszuwerden. So einfach sollte es aber bei Weitem nicht werden! An dieser Stelle muss natürlich mal wieder die Achtsamkeitsgruppe erwähnt werden, von der ich in gleichem Maße fasziniert wie auch gleichzeitig abgestoßen war im Sinne von heftiger Abwehr meinerseits. Insgesamt bin ich weiterhin der Meinung, dass die Gruppensituation auf mich eher hemmend gewirkt hat, insbesondere deshalb, weil ich in Gegenwart anderer Menschen generell bisher versucht habe, meinen Körper zu kontrollieren. Es war schon für mich allein eine echte Herausforderung, diese Auseinandersetzung mit meinem Körper überhaupt einmal zuzulassen. Ich denke aber, dass die Erfahrungen, die ich für mich allein durch die Achtsamkeitsgruppe

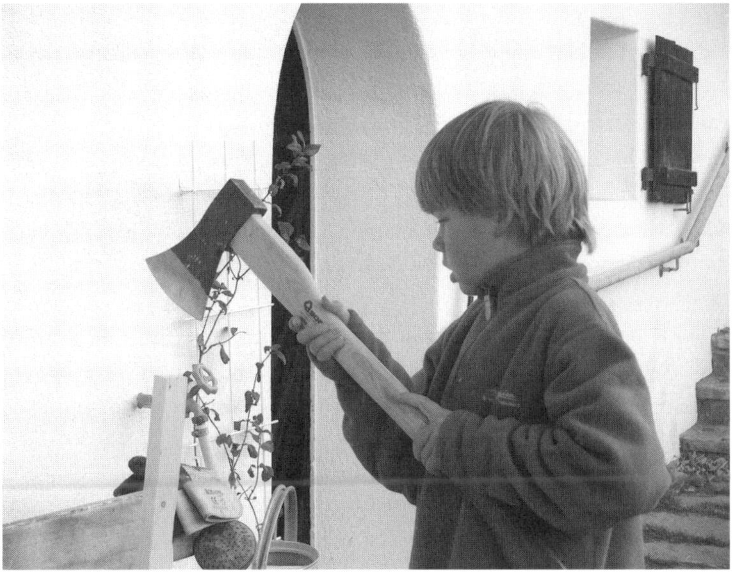

Sich durch die Aufgabe einstellen lassen

gemacht habe, auch generell positive Auswirkungen auf meine Bewegungen haben. Dies habe ich z. B. bei dem Jazz-Frühschoppen feststellen können, bei dem ich es geschafft habe, nicht wie sonst unbeweglich sitzen zu bleiben, sondern mit der Musik mitzugehen, und dies hat mir gutgetan. Diese Gegenpole haben mich durch die gesamte Maßnahme hindurch begleitet. Nach einem Wochenende, an dem ich einige ›Übungen‹ aus der Achtsamkeitsgruppe für mich allein im Saal ausprobiert hatte, stellte sich ein regelrechtes Hochgefühl bei mir ein, das dann auch noch einige Tage so anhielt. Ich hatte in diesen Augenblicken seit langem mal wieder das Gefühl, mit mir eins zu sein und mich selbst annehmen zu können. Damit stellte sich aber gleich auch wieder die Erwartung ein, dieses Glücksgefühl müsse jetzt auf Dauer in der gleichen Intensität fortbestehen. Und dann erfolgte der Einbruch. Ich empfand plötzlich wieder Enttäuschung und war unzufrieden mit mir selbst und auch mit dem Therapeuten, weil ich meine Erwartungen an mich selbst und seine vermeintlichen Erwartungen meinte nicht erfüllen zu können. Im Rückblick betrachtet sind diese Prozesse wohl in vergleichbarer Weise auch auf meiner Arbeit abgelaufen. Ich habe bisher immer sehr deutlich eine Trennung zwischen Körper und Geist vorgenommen. Dem Körper habe ich dabei stets die Rolle desjenigen zugewiesen, der vom Geist kontrolliert werden muss, damit er sich nicht ›daneben‹benimmt… Im täglichen Leben habe ich meinen Körper als vermeintlich schwächstes Glied, zeitweise auch als Feind betrachtet, indem ich seine Warnsignale, die für mich eine Schwäche bedeuteten, auf gar keinen Fall wahrnehmen wollte…« (A.R.)

»Zu Beginn hatte ich große Schwierigkeiten, ›bei mir‹ zu sein, es kam zu einer Verstärkung der Selbstbeobachtung, danach zu einer Verstärkung meiner Symptome und zunehmender Unruhe/Anspannung… Nach der Pause [mehrerer Achtsamkeits-Gruppenstunden] erste positive Erlebnisse, zunächst aber noch intensive, fast ›krampfhafte‹ Beschäftigung mit mir selbst, meinem Körper, bis ich dann einen Weg fand, mehr ›loszulassen‹.« (S.R.)

7.6 Neue Fragen – neue »Stoffe«

»Ich frage mich: Wie viel Anspannung brauche ich, um meine Arbeit in der gewohnten alten ›Qualität‹ zu leisten? Geht es ganz ohne Muskelanspannung? Kann ich Konflikten mit entspannten Muskeln begegnen und ›heil‹ überstehen? Oder geht es bei den Schwerkraft-Übungen um die Entspannung danach?« (Das würde keine echte Veränderung im Verhalten sein.) … »Wenn ich die gewohnten Muskeln nicht anspanne, werde ich ›verletzlich‹.« (A.U.)

[Am Tag der Entlassung aus der stationären Behandlung, wieder zu Hause:] »Lieber Herr Dr. Klinkenberg, ich hoffe, Sie sehen mir die persönliche Anrede nach, ein ›Sehr geehrter Herr Doktor…‹ wollte mir nicht aus der Feder fließen. Feder, ganz richtig, ich kann jetzt endlich beginnen, meinen Füllhalter einzuschreiben, den ich im Juni gekauft habe. Viele, viele Probiersituationen, ich freue mich schon. … Sie sehen an der noch sehr unregelmäßigen Schrift, wie ungewohnt mir die eigene Handschrift über die Jahre geworden ist. Ich setze dauernd ab, neige die ganze Zeit zu übermäßiger Anspannung an allen nahe liegenden und auch ›sonderbaren‹ Stellen: Ringfinger, kleiner Finger und Mittelfinger schmerzen dort, wo ich den Füllhalter presse; die zu stark zusammengepressten Mittelhandknochen leiden. Dieser fiese Druck zieht über die rechte Unterseite des Unterarms zum Bizeps, und das Ganze ist wirklich scheußlich in der Schulter und im Hals rechtsseitig. So weit für mich noch erklärlich. Aber der ganze Rest, den ich mal mehr als weniger, mal zusammen mit anderen Muskeln, mal für sich anspanne. Da sind die Beine, die ich fest in den Boden drücke; konkret der rechte Ballen und die linke Fußfläche. Rechts brennt die Wade leicht mit, links zieht es bis in den Po. Dort links allerdings leichter, weil sich der Druck von der Fußfläche scheinbar ›günstiger verteilt‹. Die Stirn ist gekräuselt, die Oberlippe starr; der linke Arm stets im Weg, da er zu fest auf der Tischplatte liegt. Selbst den Bauch spanne ich zum Schreiben an. Ich merke, dass ich lockerer und gleich auch lesbarer schreibe, wenn ich wie jetzt den ganzen Unterarm aufliegen lasse und die Finger den Füllhalter nur mehr so halten, dass er nicht fällt. Lockerlassen ist derzeit schwerste Konzentrationsarbeit! Und drei Seiten sind vielleicht auch gerade schon zu viel. Ich finde es spannend, was mir nach einigen Wochen milder Gehirnwäsche mit einem Mal alles auffallen kann. Und das ist nicht abwertend gemeint.« (E.N.)

7.7 Achtsamkeit im Alltag

»Während der letzten Tage: Ab und zu versuche ich, mit der Schwerkraft in einen Dialog zu kommen; gelegentlich auf dem Weg in den Ort oder auch nach dem Frühsport; ganz hilfreich und effektvoll war die Achtsamkeit beim Aussägen eines Specksteins, eine an sich schon kraftraubende Sache.

Während der letzten Woche: Die Beschäftigung mit Bewegung ›fesselt‹ mich, tritt in den Vordergrund; das Ohrgeräusch, die Sorge um mein Gehör, die Arbeit treten in den Hintergrund – wenn die entsprechende indikative Gruppe nicht stattfände, hätte ich überhaupt nicht mehr einen Gedanken daran verschwendet.

Problem: Wenn ich alles, das, was ich hier erfahre, wieder ›freilege‹, mitnehme, werde ich unangepasster denn je sein, in meiner bayerischen Schule zu arbeiten.« (M.K.)

»Ich hatte einen etwas holprigen Beginn. Nachdem ich nach der Entlassung [aus der Klinik] noch drei Puffertage mit meinem Mann im Elsaß verbracht hatte, bin ich in der ersten Nacht zu Hause mit einem Tinnitus im gesamten Kopfbereich aufgewacht, wie ich ihn kurz nach dem Hörsturz im Winter zuletzt hatte. Ich hatte mich so gut gefühlt und auch wieder gut Vertrauen in meinen Körper gefasst und war daraufhin echt ›erschüttert‹. Ich habe aber versucht, die Nerven zu behalten und nicht sofort in Panikbereitschaft zu gehen, und nach Behandlungen bei meinem Physiotherapeuten ist es jetzt wieder viel viel besser. Ich habe zwar noch einen klitzekleinen dumpfen Ton, den ich vorher nicht hatte, bin aber ganz zuversichtlich, dass dieser sich wieder verabschieden wird.

Ansonsten ist die Achtsamkeit zwar nicht mein ständiger Begleiter geworden – man soll ja bei der Wahrheit bleiben –, aber es ist nicht übertrieben, wenn ich sage, dass ich jeden Tag mindestens eine Probiersituation suche. Ich bin beim antennigen Hören und Sehen, versuche meinen Gang und meine Stimme immer wieder als Parameter für das ›bei mir sein‹ zu nutzen. Auch im Amt!

Jeden Abend lese ich ein Jacoby-Kapitel, ich bin jetzt bald durch – und dann fange ich wieder von vorne an …

Gestern Abend hatte ich eine gute Erfahrung – ganz banal beim Kartoffelschälen, als ich plötzlich spürte, wie ich den Schäler ganz anders, ohne Anstrengung, in der Hand hielt. Ein ›Stolpern‹ im guten Sinne vielleicht.

Was mir immer noch sehr schwer fällt, ist die Durchlässigkeit beim Stehen. Und insbesondere auch, weil ich in der Physiotherapie meines Erachtens ganz anders stehen soll, um meine Brustwirbelsäule zu entlasten, als wenn ich für mich probiere und nach der Schwerkraft suche. Wahrscheinlich mach ich wieder zu viel!

Ich freue mich auf den Refresher-Course, denn in Gemeinschaft und mit Ihrem Input ist es doch wieder leichter …

Morgen muss ich meiner Lieblingsbeschäftigung – Moderation einer Sitzung – nachgehen, da kann ich wieder gut probieren, die Sache in den Mittelpunkt zu stellen und das große ICH nicht ganz so übermächtig werden zu lassen.« (A. T.)

[Zwei Monate später:] »Im Moment geht es mir gut. Insbesondere bin ich dabei, mein ›Abdriften‹ in weniger erwünschte Zustände früher zu erspüren und dann früher ›entgegenzusteuern‹. Dies insbesondere immer noch und immer wieder durch Entschleunigung und Schwerkraft zu spüren, denn mein Kopf ist immer noch oftmals schneller und weiter vorgeeilt als der Körper. Beim Walken kann ich es immer wieder gut spüren, und auch die Sprache versuche ich immer wieder als Parameter für Achtsamkeit einzusetzen. …

Meine letzten Verabschiedungs- und Einsetzungsreden habe ich sehr gut bewältigt, ich versuche immer wieder ›von der Sache her‹ zu denken. Manchmal gelingt es – und die Frage, ›was denken wohl die anderen‹, kann immer wieder einmal gut in den Hintergrund rücken.« (A.T.)

»Nun ist die [angestrengte Arbeitsphase] rum, alle sind ein wenig geschlaucht, nicht zuletzt von der Sommerhitze, und ein paar Tage Ausschlafen werde ich schon brauchen. Leere Akkus bedeuten aber nicht gleichzeitig ein Ausgezehrtsein. Es geht mir hervorragend, ich komme seit Monaten aus dem Staunen über mich nicht wirklich heraus. Nie hätte ich es für möglich gehalten, dass ich so viel so dauerhaft und dabei so mühelos leisten kann. Ich bin baff, wann immer mir auffällt, wie locker ich bleiben kann trotz Hektik und Zeitdruck. Oder wie ich lockerlassen kann, wenn ich mit meinem (immer noch vorhandenen) Drang, zu viel zu tun, mich mit allzu viel Kraft und allzu viel Spannung irgendeiner Tätigkeit widme. Es kann auch angestrengtes Sitzen sein. Ach, mir fällt so vieles auf, unendlich positiv und oft auch noch negativ, sodass ich Tag für Tag einen kleinen Schritt gehe in Richtung, mehr zu tun, was mir guttut, und mehr zu lassen, was mir eher schadet in diesem Moment. Manchmal gehe ich auch einen oder zwei Schritte zurück. Und das gehört für mich auch dazu.« (E.N.)

»Veränderungen meines konkreten Verhaltens aus der Begegnung mit der Jacoby/Gindler-Arbeit:

- Das Fernsehgerät wurde aus dem Schlafzimmer verbannt …
- Seit fast einem Jahr schlafe ich auf Filzmatten …
- … seit einigen Monaten den bequemen Bürosessel mit einem Hocker getauscht …
- Ich achte zunehmend darauf, eine Sonnenbrille im Auto mitzuführen …
- Generell erlebe ich mich in zunehmendem Maße achtsam gegenüber meinem Körpergefühl …

Die Botschaft, die sich mir tief eingeprägt hat, ist, dass ›es nichts gibt, was nichts mit mir macht‹. Hätte ich diesen Grundsatz bereits früher gekannt und mich mein Leben lang dementsprechend verhalten, bin ich überzeugt, meine jetzigen Probleme nicht zu kennen. Die Vorstellung, dass der drückende Rucksack, das stundenlange schiefe Sitzen beim Autofahren oder auch die Distanziertheit meiner Eltern mir gegenüber nichts machen, ist nach meiner jetzigen Erkenntnis töricht. Wesentlich ist hier die Differenzierung in ›Empfinden‹ und ›Wahrnehmen‹. Alle diese Unannehmlichkeiten habe ich mein Leben lang empfunden, sie haben mich geprägt, verändert, krank gemacht; ich habe sie jedoch kaum oder gar nicht wahrgenommen. … Die Forderung Elsa Gindlers, ›wahrnehmen, was wir empfinden‹, halte ich für eine der tiefgreifendsten, hilfreichsten Lehren überhaupt!« (R.Z.)

»Das Wochenende mit meiner Geburtstagsparty liegt hinter mir, und es war richtig anstrengend. Genau, anstrengend, aber das Gefühl dabei war ein anderes. Nicht durchweg, aber die meiste Zeit. Es war mir nicht, als ob es mich zerreißt vor lauter Wirbelei. […] Ab und zu habe ich Tempo herausgenommen, mal pausiert und mal durchgeatmet. Und zwar *nur* geatmet … Das Beste war dabei, dass ich durchgängig lockere Muskeln hatte, ich vor allem die Schultern und das Gesicht gut ›loslassen‹ konnte. Scheinbar kam ich so gar nicht erst dazu, den Nacken bös zu verspannen. Auch der Abend der Party, die Gespräche und das Wandern von kurzer Unterhaltung zur nächsten Plauderei lief, ich nenne es mal: wacher ab … Ich war bei der Sache und nicht mit dem Party-Radar überall gleichzeitig und nirgendwo richtig! Schöne Erfahrungen, aber noch Krabbelgruppenstufe. Das kann ich, hoffe ich, irgendwann mal müheloser und automatischer, *ohne* mich, wie leicht/sanft auch immer, kontrollieren zu müssen.« (E.N.)

»Ich glaube, dass ich heute etwas achtsamer durch das Leben gehe. Vor allem Wartezeiten und Bahnfahrten nutze ich zu Achtsamkeitsübungen.« (N.T.)

»Ich schneide Rosen und gehe mit jeweils 7 oder 8 gerade geschnittenen piksigen Zweigen zum Feuerplatz, um sie dort abzulegen.

Kommt mein Mann und fragt: ›Willst du nicht einen Korb haben? Dann kannst du die Zweige sammeln und hintereinander wegschneiden und musst nicht dauernd laufen.‹

Ich: ›Nein, das tut mir gut, wenn ich zwischendurch immer ein paar Schritte gehe.‹

Er: ›Aber dann brauchst du doch so lange.‹

Ich: ›Warum sollte ich schneller sein?‹

Er: ›Dann bist du schneller fertig mit dem Rosen schneiden und kannst hinterher etwas machen, was dir Spaß macht.‹

Ich: ›Aber wenn mir das langsame Rosen schneiden so schon Spaß macht, dann brauche ich doch hinterher nichts, das den mangelnden Spaß kompensiert.‹

Er: ›Aber das ist doch ineffektiv.‹

Ich: ›Warum soll ich effektiv sein?‹ (Was immer dabei Effektivität auch bedeutet!!)

Er: ›Damit du dich nachmittags und abends mit gutem Gewissen ausruhen kannst von dem, was du gearbeitet hast.‹

usw. usw. usw. … Es versteht irgendwie keiner. Ich tue etwas von vornherein mit Genuss – auch wenn das ›Pflichtarbeiten‹ sind –, und es sieht nicht so aus, wie wir uns in unserer westlichen Welt Effektivität vorstellen. Dass das mehr Sinn macht, auch wenn es länger dauert, als tausend Dinge hastig durcheinander zu tun, schnell und mit schmerzenden Gliedern. Die man dann hinterher ›mit Wonne‹ ausruhen soll. Dass der Wert an sich schon in dem liegen kann, was man tut – in dem, was eigentlich ›Pflicht‹ ist. Und dass es nicht so sein muss, dass Pflicht schnell, möglichst mit Unwohlsein verbunden, abgearbeitet werden muss, um sich dann hinterher davon auszuruhen. – Das ist so ein bisschen das, was ich meinte, als ich sagte, Achtsamkeit hat sich inzwischen in meinem Alltag etabliert. Es ist keine philosophische Kategorie oder nichts, was ich vorwiegend außerhalb meines normalen Lebens probiere. Dass ich das trotzdem hin und wieder tun kann, kommt noch dazu, so als add on.« (D.R.)

Zuletzt

Die in diesem Buch vorgestellte therapeutische Arbeit trägt dazu bei, dass Patienten ihre Ressourcen wiederfinden, leicht und angenehm zu leben. Die Achtsamkeitsarbeit zielt darauf ab, Verhaltensmöglichkeiten zu erarbeiten, die sich aufgrund der sensomotorischen, lernbegierigen und lustbetonten Struktur menschlicher Erlebensweisen entwickeln können. Achtsamkeit, die in der therapeutischen Arbeit Raum gewinnt, wirkt sich auf diese ebenso aus wie auf das persönliche Verhalten von Therapeuten und Patienten. Achtsamkeit ist die natürliche, von Beginn des Lebens an vorhandene Möglichkeit, Emotionen, Kognitionen und Motion, sich bewegende Körperlichkeit feiner, differenzierter und in ihren Qualitäten zu empfinden, wahrzunehmen und zu unterscheiden. Achtsamkeit ist die Brücke zwischen Empfinden und Wahrnehmen; sie hat auf Menschen belebende und befreiende Kraft.

Der Organismus des Menschen ist so perfekt entwickelt, dass sich der wahrnehmende Mensch auf seinen Körper verlassen kann, ihn annehmen und ihn wie einen guten Freund behandeln darf. Dazu brauchen wir unseren Körper nur reagieren zu lassen, ihm Raum zu geben, eben achtsam zu werden.

Überraschend viele Menschen beginnen in dieser Arbeit zu wachsen, die ihre wichtigsten Anstöße durch Elsa Gindler und Heinrich Jacoby erfahren hat. Sie verhilft Menschen wieder, mehr mit sich und der Welt in Kontakt zu kommen, zufriedener, lebendiger zu werden. Am Ende einer Achtsamkeitsgruppe haben sich Zustand und Gestalt aller Teilnehmer verändert, ihre Gesichtszüge wirken jünger, sie selbst ruhiger, aber auch wacher, mehr bei sich und mehr dabei. Sie äußern sich gelassener, und was sie tun, wirkt angemessen. Wieder ins Spiel der eigenen Wahrnehmung und der eigenen Funktionsweisen gebrachte Achtsamkeit kann Patienten gesünder werden lassen; Menschen werden menschlicher.

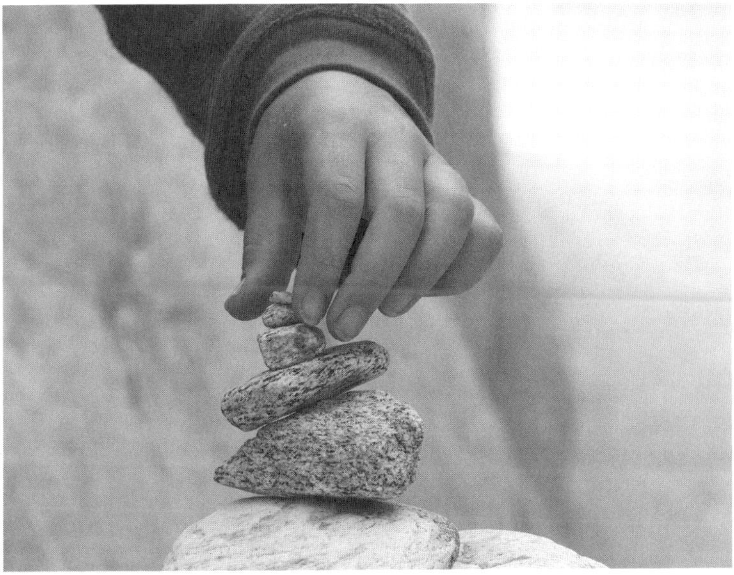

Literatur

Abler, B., Erk, S. & Walter, H. (2005): Das menschliche Belohnungssystem. Erkenntnisse der funktionellen Bildgebung und klinische Implikationen. Nervenheilkunde 24: 167–176.

Baer, R. (2003): Mindfulness training as a clinical intervention: A conceptual and empirical review. Clin Psychol-Sci Pr 10, 125–143.

Bernstein, D. A. & Borkovec, Th. D. (1995): Entspannungstraining. Handbuch der progressiven Muskelentspannung. München: Pfeiffer.

Birbaumer, N. & Schmidt, R. F. (1996): Biologische Psychologie, 3. überarb. Aufl. Berlin – Heidelberg – New York: Springer.

Bishop, S. R. (2002): What do we really know about Mindfulness-Based Stress Reduction? Psychosomatic Medicine 64, 71–84.

Dudel, J., Menzel, R. & Schmidt, R. F. (1996): Neurowissenschaft. Vom Molekül zur Kognition. Berlin – Heidelberg – New York: Springer.

Eccleston, Ch., Crombez, G., Aldrich, S. & Stannard, C. (1997): Attention and somatic awareness in chronic pain. Pain 72, 209–215.

Feldenkrais, M. (1978): Bewusstheit durch Bewegung. Der aufrechte Gang. Frankfurt/M.: Suhrkamp.

Fichter, M. & Goebel, G. (1996): Psychosomatische Aspekte des chronischen komplexen Tinnitus. Dt. Ärzteblatt 93, A 1771–1776.

Geuter, U. (2002): Deutschsprachige Literatur zur Körperpsychotherapie. Eine Bibliografie. Schriftenreihe der Dt. Ges. für Körperpsychotherapie Bd. 1, 2. erw. Aufl., Rieden im Allgäu: Leutner.

Geuter, U. (2006): Geschichte der Körperpsychotherapie. In: Marlock G., Weiss H. (Hrsg.): Handbuch der Körperpsychotherapie. Stuttgart – New York: Schattauer, 17–32.

Gierra, K. & Klinkenberg, N. (2005): Entspannungsverfahren. In: Köllner, V. Broda, M. (Hrsg.): Praktische Verhaltensmedizin, Stuttgart: Thieme, 55–62.

Gindler, E. (1926): Die Gymnastik des Berufsmenschen. Vortrag. In: Ludwig, S.: Elsa Gindler – von ihrem Leben und Wirken. »Wahrnehmen, was wir empfinden«, bearb. von M. Haag. Hamburg: Christians 2002, 83–93.

Gindler, E. (1931): Vortrag anlässlich der Generalversammlung des Deutschen Gymnastikbundes. In: Ludwig, S.: Elsa Gindler – von ihrem Leben und Wirken. »Wahrnehmen, was wir empfinden«, bearb. von M. Haag. Hamburg: Christians 2002, 94–125.

Goebel, G. (1997): Tinnitus aus medizinischer Sicht. In: Kröner-Herwig, B. (Hrsg.): Psychologische Behandlung des chronischen Tinnitus. Weinheim: Beltz, PVU, 1–13.

Görlitz, G. (1998): Körper und Gefühl in der Psychotherapie, Leben lernen Bd. 120: Basisübungen, Bd. 121: Aufbauübungen. München: Pfeiffer.

Grawe, K. (2000): Allgemeine Psychotherapie. In: Senf, W. & Broda, M. (Hrsg.): Praxis der Psychotherapie. 2. Aufl. Stuttgart–New York: Thieme, 314–325 (Lit.).

Grawe, K. (2004): Neuropsychotherapie. Göttingen–Bern–Toronto: Hogrefe.

Grossman, P., Niemann, L., Schmidt, St. & Walach, H. (2004): Ergebnisse einer Metaanalyse zur Achtsamkeit als klinischer Intervention. In: Heidenreich & Michalak 2004, 701–725.

Guimón, J. (Ed.) (1997): The Body in Psychotherapy. Basel–Freiburg–Paris: Karger.

Haag, M. & Rohloff, B. (Hrsg.) (2006): Arbeiten bei Elsa Gindler. Notizen Elsa Gindlers und Berichte einer Teilnehmerin. Schriftenreihe der Heinrich-Jacoby Elsa-Gindler-Stiftung 2/3, Berlin.

Hallam, R.S. (1987): Psychological approaches to the evaluation and management of tinnitus distress. In: Hazell, J. (Ed.): Tinnitus, Edinburgh: Churchill Livingstone, 156–175.

Hasenbring, M. (1996): Kognitive Verhaltenstherapie chronischer und prächronischer Schmerzen. Psychotherapeut 41, 313–325.

Hayes, S.C., Strosahl, K.D. & Wilson, K.G. (1999): Acceptance and Commitment Therapy: An experiential approach to behavior change. New York: Guilford.

Heidegger, M. (2000): Gelassenheit. 12. Aufl., Stuttgart: Cotta.

Heidenreich, Th. & Michalak, J. (2003): Achtsamkeit (»Mindfulness«) als Therapieprinzip in Verhaltenstherapie und Verhaltensmedizin. Verhaltenstherapie 13, 264–274.

Heidenreich, Th. & Michalak, J. (Hrsg.) (2004): Achtsamkeit und Akzeptanz in der Psychotherapie. Tübingen: dgvt.

Hengstenberg, E. (1993): Entfaltungen. Bilder und Schilderungen aus meiner Arbeit mit Kindern, hrsg. von U. Strub. 2. Aufl. Heidelberg: Arbor.

Hüther, G. (2001): Bedienungsanleitung für ein menschliches Gehirn. Göttingen: Vandenhoeck & Ruprecht.

Hüther, G. (2006): Wie Embodiment neurobiologisch erklärt werden kann. In: Storch et al.: Embodiment. Bern: Huber, 73–97.

Jacobson, E. (1956): Progressive Relaxation. Chicago–London: University Chicago Press, 7th Ed.

Jacobson, E. (1996): Entspannung als Therapie. Progressive Relaxation in Theorie und Praxis. 3. Aufl. München: Pfeiffer.

Jacoby, H. (1989): Erziehen – Unterrichten – Erarbeiten. Hamburg: Christians.

Jacoby, H. (1994): Jenseits von »Begabt« und »Unbegabt«, zweckmäßige Fragestellung und zweckmäßiges Verhalten – Schlüssel für die Entfaltung des Menschen. 5. überarb. Aufl., Hamburg: Christians.

Kabat-Zinn, J. (1990): Full catastrophe living: The program of the Stress Reduction Clinic at the University of Massachusetts Medical Center. New York: Delta.

Kallmeyer, H. (1905): Schönheit und Gesundheit durch Gymnastik nach der Methode Stebbins-Kallmeyer. Berlin.

Kandel, E. R. (2006): Auf der Suche nach dem Gedächtnis. München: Siedler.

Kaulbach, F. (1965): Der philosophische Begriff der Bewegung, Köln – Graz: Bohlau.

Klinkenberg, N. (1996): »so that you can learn really to run yourself properly relaxed under all conditions« – Die Progressive Muskelrelaxation als pädagogisches Körperverfahren, unvereinbare Reaktion, Entspannungskonditionierung oder indikationsspezifisches Verfahren in der Verhaltenstherapie. Verhaltenstherapie & psychosoziale Praxis 28, 183 – 190.

Klinkenberg, N., Kraft., M. & Broda, M. (1999): Gruppenpsychotherapie bei chronisch komplexem Tinnitus. Praxis Klinische Verhaltensmedizin und Rehabilitation 48, 36 – 39.

Klinkenberg, N. (2000): Körpertherapeutische Ansätze: Verhaltenstherapeutische Perspektive. In: W. Senf & M. Broda (Hrsg.): Praxis der Psychotherapie. 2. neubearb. und erw. Aufl. Stuttgart – New York: Thieme, 272 – 276.

Klinkenberg, N. (2002 a): Grundzüge einer Körperverhaltenstherapie. Praxis Klinische Verhaltensmedizin und Rehabilitation, 59, 164 – 170.

Klinkenberg, N. (2002 b): Moshé Feldenkrais und Heinrich Jacoby – eine Begegnung. Schriftenreihe der Heinrich-Jacoby/Elsa-Gindler-Stiftung 1, Berlin.

Klinkenberg, N. (2003): Woher kommen die Probleme bei der Progressiven Muskelentspannung (PMR)? In: Tinnitus-Forum, Zeitschrift der Deutschen Tinnitus-Liga e. V. (DTL), Nr. 1, 16 – 18.

Klinkenberg, N. (2004): Beziehung in der Körperverhaltenstherapie. Psychotherapie im Dialog, 5. Jg., 375 – 380.

Klinkenberg, N. (2005 a): Feldenkrais-Pädagogik und Körperverhaltenstherapie. Karlsruhe: von Loeper.

Klinkenberg, N. (2005 b): Körperorientierte Verfahren. In: Köllner, V., Broda, M. (Hrsg.): Praktische Verhaltensmedizin. Stuttgart: Thieme, 63 – 68.

Knör, E. (1999): Epidemiologische Studie: 3 Millionen Bundesbürger haben Tinnitus. Tinnitus-Forum 2, 64.

Kobelt, A., Grosch, E.V., Lamprecht, F. (2002): Ambulante psychosomatische Nachsorge. Integratives Trainingsprogramm nach stationärer Rehabilitation. Stuttgart – New York: Schattauer.

Krech, D., Crutchfield, R.S., Livson, N., Wilson, W.A. jr. & Parducci, A. (1992): Grundlagen der Psychologie. Studienausgabe, Bd. I–VII, hrsg. von H. Benesch. Weinheim: PVU.

Langner, G. (1998): Tinnitus entsteht im Gehirn. Aufbau und Verschaltung des Hörsystems: ein Modell zur Entstehung von Tinnitus. In: Dt. Tinnitus-Liga (Hrsg.): 6. Bad Meinberger Tinnitus-Symposium der Deutschen Tinnitus-Liga, 28. Nov. 1998, Kurzfassungen der Vorträge, 5.

Liedloff, J. (1980): Auf der Suche nach dem verlorenen Glück. Gegen die Zerstörung unserer Glücksfähigkeit in der frühen Kindheit. München: Beck.

Lindberg, P. & Scott, B. (1992): Verhaltenstherapie bei komplexem chronischem Tinnitus: Exposition und Ablenkung; Therapieevaluation und Langzeiteffekt. In: Goebel, G. (Hrsg.): Ohrgeräusche. Psychosomatische Aspekte des komplexen chronischen Tinnitus. Vorkommen, Auswirkungen, Diagnostik und Therapie. München: Quintessenz, 165–178.

Linehan, M. (1996): Dialektisch-Behaviorale Therapie der Borderline-Persönlichkeitsstörung. München: CIP-Medien.

Ludwig, S. (2002): Elsa Gindler – von ihrem Leben und Wirken. »Wahrnehmen, was wir empfinden«, bearb. von M. Haag. Hamburg: Christians.

Marlock, G. & Weiss, H. (Hrsg.) (2006): Handbuch der Körperpsychotherapie. Stuttgart – New York: Schattauer.

Piaget, J. & Inhelder, B. (1980): Die Psychologie des Kindes. Stuttgart: Cotta.

Pikler, E. (1997): Laßt mir Zeit. Die selbständige Bewegungsentwicklung des Kindes bis zum freien Gehen. Zusammengestellt und überarbeitet von A. Tardos. 2. Aufl. München: Pflaum.

Potreck-Rose, F. & Jacob, G. (2004): Selbstzuwendung, Selbstakzeptanz, Selbstvertrauen. Psychotherapeutische Interventionen zum Aufbau von Selbstwertgefühl. Stuttgart: Pfeiffer bei Klett-Cotta, 2. Aufl.

Rief, W. (1996): Die somatoformen Störungen – Großes unbekanntes Land zwischen Psychologie und Medizin. Ztschr. für Klinische Psychologie 25, 173–189.

Rief, W. & Hiller, W. (1992): Somatoforme Störungen. Körperliche Symptome ohne organische Ursache. Bern – Göttingen – Toronto – Seattle: Huber.

Röhricht, F. (2000): Körperorientierte Psychotherapie psychischer Störungen. Ein Leitfaden für Forschung und Praxis. Göttingen – Bern – Toronto – Seattle: Hogrefe, Verlag für Psychologie.

Rüegg, J.C. (2006): Gehirn, Psyche und Körper. Neurobiologie von Psychosomatik und Psychotherapie. 3. akt. u. erw. Aufl. Stuttgart–New York: Schattauer.

Schreiber-Willnow, K. (2000): Körper-, Selbst- und Gruppenerleben in der stationären Konzentrativen Bewegungstherapie. Gießen: Psychosozial-Verlag.

Schultz, I.H. (1976): Das autogene Training. 15. Aufl. Stuttgart: Thieme.

Segal, Z.V., Williams, J.M.G. & Teasdale, J.D. (2002): Mindfulness-based cognitive therapy for depression: a new approach to preventing relapse. New York: Guilford Press.

Spitzer, M. (1999): Zur Neurobiologie von Fehlerwahrscheinlichkeit und von begangenen Fehlern. Nervenheilkunde 18, 127–131.

Spitzer, M. (2002): Lernen. Gehirnforschung und die Schule des Lebens. Heidelberg–Berlin: Spektrum.

Stolze, H. (2006): Bewegen – Besinnen – Begreifen – Bedeuten: Symbolisieren in der Körperpsychotherapie. In: Marlock & Weiss (Hrsg.): Handbuch der Körperpsychotherapie. Stuttgart–New York: Schattauer, 442–449.

Storch, M., Cantieni, B., Hüther, G. & Tschacher, W. (2006): Embodiment. Die Wechselwirkung von Körper und Psyche verstehen und nutzen. Bern: Huber.

Streeck, U. & von Schlippe, A. (Hrsg.) (2006): Körper. Psychotherapie im Dialog 7, Heft 2, 117–230.

Sulz, S.K.D., Schrenker, L. & Schricker, Chr. (2005): Die Psychotherapie entdeckt den Körper – oder: Keine Psychotherapie ohne Körperarbeit? München: CIP-Medien.

von Steinaecker, K. (2000): Luftsprünge. Anfänge moderner Körpertherapien. München–Jena: Urban & Fischer.

von Uexküll, Th., Fuchs, M., Müller-Braunschweig, H. & Johnen, R. (Hrsg.) (1994): Subjektive Anatomie. Theorie und Praxis körperbezogener Psychotherapie. Stuttgart–New York: Schattauer.

Weaver, J.O. (2006): Der Einfluss von Elsa Gindler. In: Marlock, G., Weiss, H. (Hrsg.): Handbuch der Körperpsychotherapie. Stuttgart–New York: Schattauer, 33–40.

Zeitler, P. (1991): Erinnerungen an Elsa Gindler. Berichte, Briefe, Gespräche mit Schülern. München: Uni-Druck.

Bildnachweis

S. 18: Steinach/Voller Ernst

S. 19, 27, 31, 35, 39, 42, 102, 111, 115, 121, 128, 141, 147, 156, 167, 179, 187: Silvia Hoffmann

S. 26: Norbert Klinkenberg

S. 45, 93: Jacoby/Gindler-Stiftung, Berlin

Dank

Für hilfreiche Hinweise, Anregungen und Unterstützung bei der Fertigstellung des Manuskripts und der CD danke ich insbesondere Roland Bauer, Rüdiger Bauer, Dr. Michael Broda, Dr. Regine Delbrück, Marianne Haag, Silvia Hoffmann, Oliver Kugele, Ilona Lautenschläger, Claudius Nestvogel, Prof. Dr. Heinz Rüddel, Bernd Schmidt, Rainer Schwarz, Dr. Rolf Senst, Irene Weisenburger.

Diana Drexler:

Das integrierte Stressbewältigungsprogramm ISP

Manual und Materialien für Therapie und Beratung

254 Seiten, broschiert, inklusive CD-ROM mit vielen Arbeitshilfen

ISBN 978-3-608-89011-2

Leben Lernen 187

Wenn täglicher Stress im Arbeitsleben oder in der Familie zur Dauerbelastung wird, ist es höchste Zeit, den eigenen Lebensstil genau unter die Lupe zu nehmen. Das hier vorgestellte Stressbewältigungsprogramm gibt Psychotherapeuten und psychologischen Beratern ein schulenübergreifendes Manual an die Hand, das vom Kursleiter je nach Gruppenzusammensetzung flexibel kombiniert werden kann. Es vermittelt sowohl bewährte verhaltenstherapeutische Herangehensweisen als auch körper- und erlebnisorientierte Bausteine mit zahlreichen Übungen und Materialien. Die dem Buch beigegebene CD-ROM bietet darüber hinaus noch weitere Arbeitshilfen an.

Friederike Potreck-Rose / Gitta Jacob:

Selbstzuwendung, Selbstakzeptanz, Selbstvertrauen

Psychotherapeutische Interventionen zum Aufbau von Selbstwertgefühl

240 Seiten, broschiert, ISBN 978-3-608-89016-5

Leben Lernen 163

Aufbau und Verbesserung des Selbstwertgefühls ist in vielen Psychotherapien ein zentrales Thema, denn häufig wird ein geringes Selbstwertgefühl als Mitauslöser psychischer Störungen betrachtet. Die Autorinnen überprüfen die vorhandene Literatur zu Selbstwert und Selbstvertrauen auf ihre Brauchbarkeit für die psychotherapeutische Praxis hin und stellen eigene erprobte Interventionen vor.

Das Buch unterstützt Psychotherapeuten dabei, ihren Klienten zu einer stabilen Basis ihrer Selbsterfahrung und ihres Selbstwirksamkeitsgefühls zu verhelfen.

Leben Lernen
Klett-Cotta

Gudrun Görlitz:

Körper und Gefühl in der Psychotherapie – Basisübungen

277 Seiten, broschiert, ISBN 978-3-608-89026-6

Leben Lernen 120

Im Zentrum dieses Buches stehen Basisübungen wie Entspannungs- und Besinnungsübungen, Phantasiereisen, Atementspannung, Übungen zur Schulung der Körperwahrnehmung, der Gefühlswahrnehmung und des Gefühlsausdrucks. Fragen der psychotherapeutischen Rahmenbedingungen, der Dauer, des Ablaufs und der Effekte der Übungen werden in einem einführenden Kapitel thematisiert.

Körper und Gefühl in der Psychotherapie – Aufbauübungen

315 Seiten, broschiert, ISBN 978-3-608-89021-1

Leben Lernen 121

Die Aufbauübungen thematisieren folgende Schwerpunkte: Übungen zur Förderung des Körperbewusstseins, zum Umgang mit Ängsten, vom Aufbau von Selbstsicherheit und zum Abbau sozialer Ängste, zur Familienanalyse und zur Analyse der Lebensgeschichte und Übungen zur Selbsterfahrung.

Edmund Jacobson:

Entspannung als Therapie

Progressive Relaxation in Theorie und Praxis

Aus dem Amerikanischen von Karin Wirth

213 Seiten, broschiert, ISBN 978-3-608-89018-1

Leben Lernen 69

Die progressive Muskelentspannung – neben Yoga und Autogenem Training eine der bekanntesten Entspannungsmethoden – wurde von dem amerikanischen Arzt Edmund Jacobson entwickelt. 1987 hat das Verfahren die volle Kassenzulassung in der Bundesrepublik erhalten, eine Auszeichnung, die sich im gesteigerten Interesse der Ärzte und Therapeuten niedergeschlagen hat.

Leben Lernen
Klett-Cotta